CUIDADOS NA DEMÊNCIA

Nota

A medicina é uma ciência em constante evolução. À medida que novas pesquisas e a experiência clínica ampliam o nosso conhecimento, são necessárias modificações no tratamento e na farmacoterapia. Os editores desta obra consultaram as fontes consideradas confiáveis, num esforço para oferecer informações completas e, geralmente, de acordo com os padrões aceitos à época da publicação. Entretanto, tendo em vista a possibilidade de falha humana ou de alterações nas ciências médicas, nem os editores nem qualquer outra pessoa envolvida na preparação ou publicação desta obra garantem que as informações aqui contidas sejam, em todos os aspectos, exatas ou completas. Os leitores devem confirmar estas informações com outras fontes. Por exemplo, e em particular, os leitores são aconselhados a conferir a bula de qualquer medicamento que pretendam administrar, para se certificar de que a informação contida neste livro está correta e de que não houve alteração na dose recomendada nem nas contraindicações para o seu uso. Esta recomendação é particularmente importante em relação a medicamentos novos ou raramente usados.

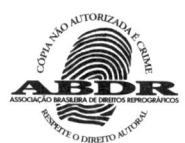

S814n   Steele, Cynthia D.
         Nurse to nurse : cuidados na demência : em enfermagem / Cynthia D. Steele ; tradução: Maiza Ritomy Ide; revisão técnica: Marlene Teda Pelzer. – Porto Alegre : AMGH, 2011.
         205 p. ; 12 x 20 cm. – (Nurse to nurse)

         ISBN 978-85-63308-90-0

         1. Enfermagem – Demência – Cuidados. I. Título.

         CDU 616.891-083

Catalogação na publicação: Ana Paula M. Magnus – CRB 10/2052

Cynthia D. Steele, Mestre em Saúde Pública, Enfermeira
Professora Assistente, Department of Psychiatry and Behavioral
Sciences, The Johns Hopkins University Schools of Medicine and
Nursing Senior Faculty, The Copper Ridge Institute Baltimore, Maryland

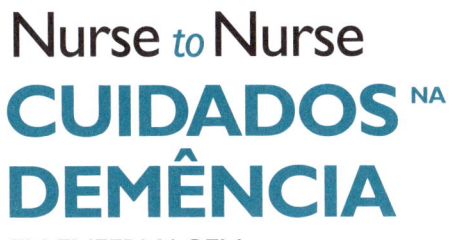

Nurse *to* Nurse
CUIDADOS NA DEMÊNCIA
EM ENFERMAGEM

Tradução:
Maiza Ritomy Ide

Consultoria, supervisão e revisão técnica desta edição:
Marlene Teda Pelzer
Doutora em Enfermagem e Especialista em Gerontologia
pela Sociedade Brasileira de Geriatria e Gerontologia (SBGG).
Professora Associada da Escola de Enfermagem da
Universidade Federal do Rio Grande (FURG).

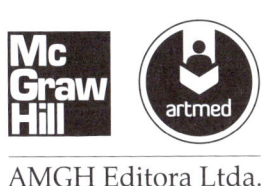

AMGH Editora Ltda.

2011

Obra originalmente publicada sob o título *Nurse to Nurse Dementia Care*, 1st Edition

ISBN 0071484329 / 9780071484329

Copyright © 2010, The McGraw-Hill Companies, Inc.
All rights reserved.
Portuguese-language translation copyright © 2011 AMGH Editora Ltda.
All rights reserved.

Capa: Mário Röhnelt
Preparação de originais: César Rodrigues Pereira
Leitura final: Cassiano Ricardo Haag
Editora sênior - Biociências: Cláudia Bittencourt
Assistente editorial: Dieimi Lopes Deitos
Editoração eletrônica: VS Digital

Reservados todos os direitos de publicação, em língua portuguesa, à
AMGH Editora Ltda. (AMGH EDITORA é uma parceria entre
ARTMED Editora S.A. e MCGRAW-HILL EDUCATION).
Av. Jerônimo de Ornelas, 670 - Santana
90040-340 Porto Alegre RS
Fone (51) 3027-7000 Fax (51) 3027-7070

É proibida a duplicação ou reprodução deste volume, no todo ou em parte,
sob quaisquer formas ou por quaisquer meios (eletrônico, mecânico, gravação,
fotocópia, distribuição na Web e outros), sem permissão expressa da Editora.

SÃO PAULO
Av. Embaixador Macedo Soares, 10.735 - Pavilhão 5
Cond. Espace Center Vila Anastácio 05095-035 São Paulo SP
Fone (11) 3665-1100 Fax (11) 3667-1333

SAC 0800 703-3444

IMPRESSO NO BRASIL
PRINTED IN BRAZIL

Prefácio

Após 25 anos tratando pessoas com demência e seus familiares, senti a clara necessidade de um livro de consulta rápida para os profissionais que prestam cuidados a esses pacientes. A demanda por cuidados preventivos é significativa, uma vez que pessoas acometidas pela demência podem viver até 20 anos com essa condição antes de falecerem. Tais pacientes passam vários desses anos em um estado muito debilitado. Enquanto a ciência avança na tentativa de entender o mecanismo fisiopatológico subjacente aos transtornos da demência, cuidados diários precisam ser fornecidos. O enfermeiro depara-se com pacientes com demência em diferentes unidades de saúde.

Minha filosofia é que mesmo pacientes gravemente debilitados merecem atenção cuidadosa e esclarecimentos até o final de suas vidas. Isso inclui cuidados especiais, além do tradicional atendimento médico-cirúrgico, mas também atenção neurológica e psiquiátrica. O princípio fundamental da atenção de qualidade é que o foco seja sempre o paciente em si. A compreensão da vida pregressa do paciente, prévia à doença, bem como de seus interesses e de suas experiências anteriores, permite prestar cuidados mais eficazes.

Este guia de referência rápida foi desenvolvido para auxiliar os profissionais que lidam diretamente com o paciente e tem como objetivo a resolução de problemas de saúde do dia a dia. Cada capítulo começa com uma lista de pontos-chave, seguidos de discussões mais detalhadas sobre cada um deles.

O livro inicia com uma visão geral das características clínicas das doenças que causam demência, como podem ser reconhecidas e os cuidados adequados para cada condição. Um capítulo especialmente importante deste livro informa sobre como entender os problemas de comportamento e como planejar cuidados que possam preveni-los ou minimizá-los.

Outra parte importante deste livro é o conjunto de Orientações à Família. Segundo minha experiência, tanto cuidadores profissionais como familiares são muitas vezes sobrecarregados por instruções de cuidados complexas. As orientações contidas neste livro destinam-se a serem reproduzidas e disponibilizadas, conforme necessário, a cuidadores profissionais e familiares, focando individualmente cada área de cuidado. Podem ser utilizadas como ferramenta educacional para funcionários e também fornecidas às famílias que continuarão os cuidados diários após a alta de uma unidade de saúde.

No passado, a descoberta de casos de demência levou à busca de medicamentos que pudessem impedir ou retardar o progresso da doença. Hoje, os procedimentos diagnósticos foram reformulados e estão bem estabelecidos. Infelizmente, os medicamentos para tratar a demência não se revelaram eficazes nem em retardar nem em interromper sua progressão. Os pesquisadores agora estão focados nas formas de prevenção dessa doença por meio de métodos que retardem seu início. Até o momento, no entanto, tais pesquisas não obtiveram sucesso.

Assim, o cuidado diário de milhões de pessoas afetadas pela demência continua sendo realizado por enfermeiros, auxiliares, acompanhantes e familiares. Esse trabalho é difícil e desafiador. Enquanto aguardamos a cura ou a prevenção da demência, o objetivo do atendimento é proporcionar os melhores momentos possíveis aos pacientes, uma atividade estimulante, que exige do enfermeiro um cuidado meticuloso que deve ser prestado com reconhecimento e respeito pela vida que a pessoa tinha antes de adoecer.

Espero que este livro seja uma orientação útil para os cuidadores e melhore as vidas de milhões de pessoas afetadas pela demência.

Cynthia D. Steele
Mestre em Saúde Pública, Enfermeira

Sumário

Capítulo 1 Princípios da demência 9

Capítulo 2 Complicações comuns na demência 21

Capítulo 3 Avaliação – os sinais vitais na demência............ 39

Capítulo 4 Cuidados básicos.. 53

Capítulo 5 Problemas comuns no cuidado diário............... 71

Capítulo 6 Manejo de problemas comportamentais 87

Capítulo 7 Desenvolvimento de atividades 107

Capítulo 8 Apoio aos familiares 125

Capítulo 9 Tratamento farmacológico 139

Capítulo 10 Cuidados ao fim da vida.................................. 159

Apêndice A Orientações à família....................................... 175

Apêndice B Exame do Estado Mental 191

Índice 195

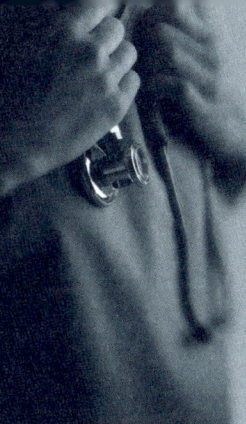

Capítulo 1
PRINCÍPIOS DA DEMÊNCIA

Cynthia D. Steele

Pontos-chave
- Impacto da demência nos cuidados de saúde
- Função cerebral normal *versus* função cerebral na demência
- Significado de demência
- Causas da demência

COMPREENDENDO A DEMÊNCIA

A população dos Estados Unidos e de outros países envelhece rapidamente. Esse envelhecimento populacional é acompanhado por um aumento súbito do número de casos de demência. *Demência* é o termo geral que caracteriza um transtorno decorrente da deterioração intelectual global. Em consequência do acelerado envelhecimento da população, o número de pessoas com essa condição deve aumentar drasticamente nos próximos 10 a 20 anos. Hoje, a demência é a doença mental mais comum em idosos.

Demência em Números
- Mais de 5 milhões de norte-americanos têm demência.
- Aos 65 anos, aproximadamente 7% dos indivíduos têm demência.
- Entre 75 e 85 anos, o percentual dobra para cerca de 16% dos idosos.
- Pelo menos metade da população acima de 85 anos tem demência.
- Mais de 27,7 milhões de pessoas têm demência em todo o mundo.[1]

Nos próximos anos, uma grande porcentagem dos pacientes serão idosos (acima de 65 anos), com alto risco de demência. Isso refletirá em todas as unidades de saúde e especialidades de enfermagem. Enfermeiros de algumas especialidades atenderão a muitos idosos propensos a apresentar demência, conforme ilustra o percentual de idosos atendidos por cada especialidade.[2]

- Oncologia 63%
- Cardiologia 60%
- Urologia 53%
- Oftalmologia ....52%[2]

O envelhecimento populacional altera o *ranking* dos pacientes com maior frequência atendidos dentro da variedade de unidades de saúde. O percentual de idosos encontrados nas diferentes unidades de saúde está descrito a seguir:[2]

- Assistência ambulatorial 65%
- Hospitais 48%
- UTI 46%
- Atendimento domiciliar 80%
- Lares de idosos 90%
- Instituições de assistência às atividades de vida diária* 70%

Impacto no Sistema de Saúde

A demência também gera um alto impacto em todo o sistema de saúde.[2] Comparados aos idosos normais, os idosos com demência demandam:

- 3 vezes mais internações hospitalares
- 21,8 vezes mais custos hospitalares
- 3,1 vezes mais gastos com saúde no orçamento doméstico
- 2 a 3 vezes mais tempo de internação

A demência é um transtorno comum, com desdobramentos importantes para os enfermeiros, que necessitarão de conhecimentos e habilidades especiais para atender esses doentes nas diferentes unidades de saúde.

---

* N. de T.: Instituição que abriga pacientes, normalmente idosos, para os quais a vida independente não é mais adequada, mas que não precisam de cuidados médicos 24 horas por dia, como os prestados por uma instituição de longa permanência para idosos (ILPI). Trata-se de uma filosofia de cuidados e serviços de promoção da independência e da dignidade, com assistência às atividades de vida diária.

ENVELHECIMENTO NORMAL, RACIOCÍNIO, MEMÓRIA

É vital para os enfermeiros o entendimento de como funciona o cérebro normal, já que as deficiências comuns na demência estão relacionadas à localização dos danos no cérebro.

Revisando brevemente, o cérebro tem dois hemisférios: direito e esquerdo. A Figura 1.1 mostra o hemisfério esquerdo, com a parte anterior ilustrada à esquerda e a posterior, à direita. A Tabela 1.1 revisa as funções normais de cada parte do cérebro mostrado na Figura 1.1. Essas informações podem auxiliar o enfermeiro a detectar as partes do cérebro danificadas em seus pacientes com demência.

O QUE É DEMÊNCIA?

O esquecimento e a desorientação já foram considerados um processo normal do envelhecimento. Acreditava-se que tais sintomas seriam inevitáveis, bastando viver tempo suficiente para experimentá-las. Atualmente, a demência é considerada um evento anormal, sendo causada por diversos fatores, muitos deles identificáveis. Uma definição comumente aceita de demência é:

> Um declínio intelectual global, de gravidade suficiente para comprometer o aspecto social e/ou ocupacional, que ocorre em um estado de consciência normal.[3]

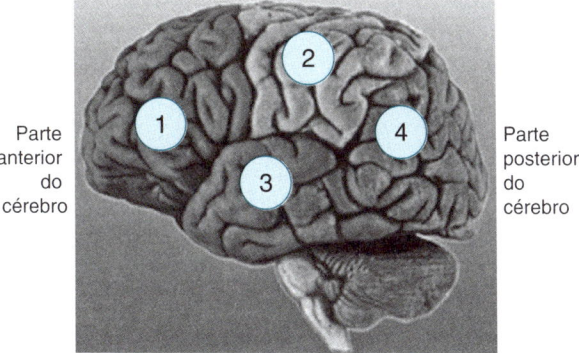

Figura 1.1 Lobos do cérebro.

Tabela 1.1 Funções cerebrais: cérebro normal *versus* cérebro com demência

Lobo cerebral	Função normal	Impacto da demência	Impacto sobre o comportamento
1. Frontal	• Organização de tarefas • Regulação das boas maneiras • Inibição de impulsos • Tomada de decisão	• Incapacidade de sequenciar as etapas de uma tarefa • Incapacidade de controlar e inibir o comportamento	• Uso de roupas íntimas sobre a roupa • Realização de refeição no prato de outra pessoa • Ofensas, blasfêmias
2. Lobo parietal	• Percepção sensorial • Movimento	• Incapacidade de interpretar as sensações táteis • Dificuldade de realizar movimentos motores já aprendidos	• Incapacidade de identificar uma comida estragada pelo cheiro • Incapacidade de sentir quando a pele está queimando • Dificuldade na orientação do corpo para entrar em um carro
3. Lobo temporal	• Memória • Fúria	• Incapacidade de formar novas memórias • Alteração da reação emocional	• Realização de perguntas repetidas • Reações inesperadas com surtos de raiva por motivos pequenos
4. Lobo occipital	• Reconhecimento do que se vê	• Incapacidade de reconhecer objetos, lugares, pessoas	• Não reconhecimento de cônjuge; com possível medo dele • Desejo de ir para casa constantemente • Incapacidade de reconhecer o que é ou não alimento

Existem quatro aspectos principais que definem a demência:
1. **Acometimento global.** Os déficits na demência são globais. Pode haver prejuízos em outros locais além da memória. A maioria dos pacientes com demência experimenta problemas de argumentação, uso e compreensão da linguagem;

reconhecimento de informações que chegam por meio de estruturas sensitivas; coordenação motora dos movimentos já aprendidos; planejamento; e tomada de decisões.
2. **Declínio.** Os danos levam a uma perda do nível funcional prévio. Para reconhecer esse declínio, é fundamental que o enfermeiro conheça a condição funcional prévia do paciente. Os métodos de avaliação para determinar tal declínio são apresentados no Capítulo 3. Os pacientes com deficiência intelectual não se tornam necessariamente dementes ao envelhecerem. A exceção são os indivíduos com síndrome de Down, os quais apresentarão a doença de Alzheimer em seus cérebros pouco após os 40 anos.
3. **Gravidade.** As deficiências são suficientemente graves para interferir na vida cotidiana. Um exemplo disso é uma pessoa que vivia de forma independente e começa a tomar decisões financeiras equivocadas ou esquece como preparar uma determinada refeição, embora já tenha sido capaz de executar essas tarefas normalmente. Ficar perdido enquanto dirige também indica um comprometimento grave.
4. **Consciência normal.** Esses danos são observados com o paciente em um estado normal de consciência, acordado e alerta. Deve-se distinguir estados anormais de consciência, como sonolência, estupor ou coma, observados no *delirium*. Pacientes com delírio apresentam oscilação nos níveis de consciência e capacidade de prestar atenção ao mundo a seu redor. Um exemplo comum é um paciente pós-cirúrgico que é acordado para a administração de medicação, mas logo cai no sono, como resultado da anestesia e de medicamentos analgésicos.

CAUSAS DA DEMÊNCIA

Há muitas doenças cerebrais que causam demência. As causas atualmente reconhecidas são apresentadas na Figura 1.2. Cada uma apresenta um perfil distinto em relação aos sintomas e ao curso da doença.

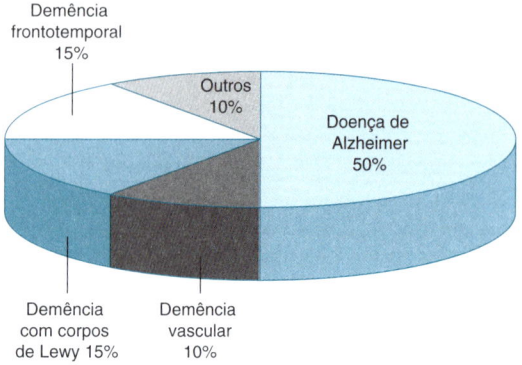

Figura 1.2 Causas da demência, de acordo com o percentual de doentes afetados.

Doença de Alzheimer

A doença de Alzheimer (DA) é a causa mais comum de demência e, portanto, a mais encontrada pelos enfermeiros na prática clínica. A DA é uma doença neurodegenerativa incurável. Sua fisiopatologia característica inclui a presença de placas amiloides e emaranhados neurofibrilares no cérebro. Percebe-se também o encolhimento geral do cérebro e a redução do número de neurônios com função.

Atualmente, não há cura para a doença de Alzheimer. Os tratamentos disponíveis podem afetar os sintomas, mas não retardam o processo da doença. A DA acomete os pacientes de modo individual, evoluindo de forma constante até incapacitá-lo completamente. A doença costuma progredir em três fases (Tabela 1.2).

Quadro 1.1 Os Quatro A's da Doença de Alzheimer

- Amnésia: perda de memória
- Afasia: prejuízos de comunicação
- Apraxia: comprometimento na realização de movimentos motores
- Agnosia: prejuízo no reconhecimento de informações recebidas por meio das estruturas sensitivas

Tabela 1.2 Estágios da doença de Alzheimer

Estágio 1	Estágio 2	Estágio 3
Amnésia: perda de memória de curto prazo	• *Afasia:* dificuldade de comunicação, tanto na produção da linguagem quanto no seu entendimento. Discurso vago, vazio. • *Apraxia*: dificuldade com movimentos já aprendidos, como colocar a chave na fechadura ou abotoar roupas. • *Agnosia*: dificuldade em reconhecer o mundo ao seu redor. Incapacidade de reconhecer pessoas próximas, como parentes.	• Perda de memória de curto e longo prazo • Capacidade de articular apenas algumas palavras • Impossibilidade de realizar manobras de autocuidado • Dificuldade de mastigação e deglutição • Dificuldade na marcha

Os pacientes com DA vivem de 4 a 20 anos após o diagnóstico. As causas mais comuns de morte são pneumonias por aspiração de alimentos ou líquidos e complicações da imobilidade, já que os pacientes são incapazes de andar.

Demência Vascular

A demência vascular (DV) resulta da perda de suprimento de sangue ao cérebro. Trata-se da segunda forma mais frequente de demência. A causa mais comum de DV é uma série de pequenos acidentes vasculares encefálicos, muitos deles não detectáveis. Esses acidentes interrompem o fluxo de sangue, oxigênio e nutrientes para a área afetada. O quadro clínico de demência surge quando um total de 50 mL de tecido cerebral está danificado. A DV pode ocorrer junto com a DA, sendo então conhecida como *demência mista*. As alterações na capacidade funcional podem ocorrer repentina ou gradualmente, à medida que mais tecidos forem danificados.

Sintomas

Os sintomas da DV variam de acordo com a área do cérebro danificada pela interrupção do fluxo de sangue, nutrientes e oxigênio. As características que evidenciam a doença vascular como causa da demência são:

- Início abrupto dos sintomas, frequentemente após um acidente vascular encefálico
- Evolução gradativa, com períodos de estabilização no quadro, conhecidos como platôs
- Tontura
- Sinais neurológicos focais, tais como paresia em um braço ou uma perna
- Perturbação precoce da marcha
- Labilidade emocional (alterações no humor)
- Dificuldade na tomada de decisões
- Capacidade funcional flutuante, muitas vezes com a intercalação de dias bons e ruins
- Déficits não uniformes em diferentes áreas como, por exemplo, maior prejuízo à linguagem em comparação à memória
- Aumento da probabilidade de desenvolvimento de depressão
- Autopercepção de problemas mentais e físicos até estágios avançados da doença
- Comprometimento de qualquer artéria do organismo, como as coronárias

Prognóstico

Não há como restaurar a função do cérebro nas áreas danificadas pelos acidentes vasculares. Existem algumas evidências de que a DV aumenta o risco de o paciente desenvolver a DA. Os danos adicionais podem ser prevenidos atentando-se para os fatores de risco dos acidentes vasculares, o que envolve tratar o diabete e a hipertensão, evitar sobrepeso corporal, incentivar a prática de atividades físicas, evitar o tabagismo e controlar as doenças cardíacas e a elevação de colesterol. O curso da DV é de difícil previsão. A morte ocorre em decorrência de um evento vascular, como um grande acidente vascular ou infarto do miocárdio. Os pacientes com DV vivem cerca de 8 a 15 anos. Embora a causa da DV seja diferente da DA, os pacientes acabam por declinar progressivamente até a morte.

Demência com Corpos de Lewy

A demência com corpos de Lewy (DCL) é caracterizada pelo declínio cognitivo progressivo. Outros sintomas característicos são:

- Flutuação nos níveis de consciência
- Alucinações visuais recorrentes
- Sintomas motores parkinsonianos[4]

A flutuação nos níveis de consciência é evidenciada por períodos de sonolência, letargia e olhar perdido no espaço. Os enfermeiros podem ficar apreensivos ao se depararem com um paciente olhando fixamente para o espaço, pois acreditam tratar-se de um sinal de agressão iminente. Entretanto, esse não costuma ser um comportamento intencional com o fim de ameaçar o enfermeiro, mas uma consequência da doença cerebral. Os pacientes com DCL preferem muitas vezes passar longos períodos na cama dormindo. As alucinações visuais são frequentemente bastante reais, de modo que os pacientes podem descrevê-las em detalhes. Em muitos casos, as alucinações são assustadoras e preocupantes. Esses pacientes são muito sensíveis a medicamentos neurolépticos, o que torna as alucinações difíceis de serem tratadas.

Os sintomas parkinsonianos resultam em movimento lento e equilíbrio precário, levando em alguns casos, a quedas e rigidez muscular. Melhoram com medicamentos utilizados para tratamento da doença de Parkinson, como a levodopa. Esses sintomas pioram com a progressão da doença.

A DCL é caracterizada por três estágios: inicial, intermediário e avançado.

- **Estágio inicial**: esquecimento, falta de concentração, marcha instável e depressão.
- **Estágio intermediário**: agravamento do estado cognitivo, o qual é flutuante e frequentemente pior à noite. Alucinações visuais e auditivas e delírios paranoicos. As quedas tornam-se mais frequentes.
- **Estágio avançado**: rápido declínio cognitivo, aumento da frequência de transtornos comportamentais, gritos e agressões. A morte ocorre dentro de meses, muitas vezes, decorrente de pneumonia aspirativa.

O tratamento da DCL é voltado para as características clínicas da doença de Parkinson, para as alucinações e para os delírios paranoicos. Os medicamentos indicados para doença de Alzheimer são frequentemente utilizados e são úteis para a disfunção cognitiva em alguns pacientes.

Demência Frontotemporal

A demência frontotemporal (DFT) afeta principalmente os lobos frontal e temporal anterior. Em contrapartida aos outros tipos de demência, personalidade, comportamento e habilidade de linguagem são afetados precocemente, enquanto a memória muitas vezes é normal até estágios avançados da doença. Desse modo, as principais características da DFT são:
- Desinibição e comportamento social inadequado
- Comportamento sexual impróprio
- Perda da preocupação com a higiene pessoal e com a aparência
- Aumento acentuado de apetite e ganho de peso
- Apatia
- Falta de preocupação com os outros
- Comportamentos compulsivos e repetitivos, como tocar e colecionar coisas
- Colocação de objetos na boca
- Perda de memória (evolui posteriormente para os sintomas supracitados)

Outras Causas de Demência

Cerca de 10% dos casos de demência são causados por condições mais raras, descritas na Tabela 1.3.

CONDIÇÕES QUE MIMETIZAM UMA DEMÊNCIA

Existem várias condições que mimetizam a demência, mas que podem ser tratáveis e reversíveis. Antes que seja concluído um diagnóstico de doença de Alzheimer, essas condições devem ser descartadas por exames, análise laboratorial e imagens do cérebro. Essas condições incluem:
- *Delirium*, muitas vezes decorrente de uso de medicamentos ou desidratação
- Doença da tireoide – hipertireoidismo ou hipotireoidismo
- Infecções, como infecção do trato urinário
- Anemia
- Deficiência de vitamina B_{12}

Tabela 1.3 Outras causas de demência e suas principais características clínicas

Causa	Características clínicas
Esclerose múltipla (EM)	• Dificuldades no processamento de informação, recuperação de dado memorizado, tomada de decisão e planejamento • Má regulação do humor • 16 a 20% dos pacientes com EM apresentam transtornos de humor, particularmente depressão • Delírios e alucinações são raros • Falta de preocupação com os danos decorrentes da doença
Doença de Parkinson	• Diminuição da capacidade de processamento e flexibilidade mental – as respostas são atrasadas • Apatia e isolamento social • Dificuldades de verbalização • 30 a 60% desenvolvem depressão • 30% apresentam alucinações visuais de grupos de pessoas ou de animais • Podem ocorrer delírios, decorrentes dos medicamentos utilizados
Síndrome de Creutzfeldt-Jakob (SCJ)	• Mudança de personalidade e desinibição ocorrem precocemente • Declínio rápido • Mioclonia (contração involuntária de músculos e membros) • A morte ocorre dentro de meses a 6 anos
Doença de Huntington	• Doença hereditária neurológica degenerativa • Movimentos balísticos e involuntários • Coordenação precária • Quedas frequentes • Apatia • Lentidão no raciocínio • Dificuldade de recordar-se • Altas prevalências de depressão e mania
Hidrocefalia de pressão normal (HPN)	• Demência • Perturbação na marcha • Dificuldade em andar, marcha de base alargada, apráxica • Incontinência urinária • Início antes dos 70 anos • As imagens do cérebro mostram alargamento nos ventrículos • Tratamento com implantação de *shunt* no cérebro para diminuir a pressão
Vírus da imunodeficiência humana (HIV)	• Perda de memória • Lentidão de raciocínio • Dificuldade de planejamento • Apatia, isolamento social • Prejuízos cognitivos ocorrem com muito mais frequência se a contagem de CD4 estiver abaixo de 400

- Depressão
- Tumores cerebrais
- Vasculite

DIAGNÓSTICO DE DEMÊNCIA

A abordagem-padrão para estabelecer um diagnóstico de demência inclui:
- História da doença atual
- Testes cognitivos para determinar seu declínio
- Avaliação psiquiátrica para descartar depressão e outros transtornos mentais
- Avaliação neurológica para excluir acidente vascular encefálico, doença de Parkinson e outras condições neurológicas
- Exames laboratoriais para detectar anormalidades metabólicas, tais como doenças da tireoide
- Exames de imagem do cérebro para detectar tumores
- Avaliação médica, incluindo revisão cuidadosa de medicamentos com prescrição, de venda livre e fitoterápicos

Muitos pacientes que recebem cuidados prolongados recebem o diagnóstico de demência sem que tenha sido realizada uma avaliação, o que faz com que sua causa seja desconhecida.

REFERÊNCIAS

1. Gallo JJ, Liebowitz BD. The epidemiology of common late-life mental disorders in the community: Themes for the new century. *Psychiatric Services*.1999;50(9):1158-1166.
2. Kuehn BM. Effort underway to prepare physicians to care for growing elderly population. *JAMA*. 2009;302(7):727-728.
3. Rabins PV, Lyketsos CG, Steele CD. *Practical dementia care*. New York: Oxford University Press; 2006.
4. National Institute of Neurological and Communication Disorders and Stroke, Rabins PV, Lyketsos CG, Steele CD. *Practical Dementia Care*. New York: Oxford University Press; 1999.

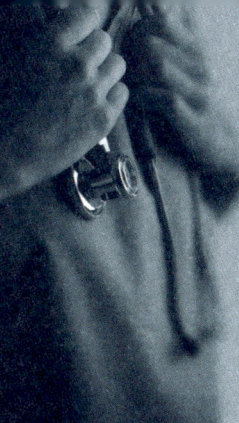

Capítulo 2
COMPLICAÇÕES COMUNS NA DEMÊNCIA

Cynthia D. Steele

Pontos-chave
- Importância das complicações
- Causas das complicações
- Prestação de cuidados ideais para pacientes com complicações inerentes à demência

Os pacientes com demência têm dificuldades de memória, raciocínio, planejamento e autocuidado. Além disso, a maioria deles desenvolverá uma ou mais complicações comuns nessa doença, conforme descrito nas Tabelas 2.1 e 2.2.

O curso da demência com complicações envolve uma mudança súbita na funcionalidade e na capacidade do paciente de pensar e de lembrar. Essas complicações da demência são muitas vezes mais problemáticas para pacientes e familiares do que a demência em si. São muitas vezes os motivos que fazem com que o paciente seja levado ao pronto-socorro e a consultórios médicos, seja avaliado por enfermeiros domiciliares ou seja internado em hospitais (veja a Fig. 2.1).

Tabela 2.1 Prevalência das complicações da demência

Complicação	Prevalência (%)
Delirium	22-89[1]
Depressão	40[2]
Alucinações e delírios	20-50[3]
Mania	2[4]
Apatia	15[5]

Tabela 2.2 Características das complicações comuns da demência

Complicação	Período de manifestação no curso da doença	Início	Duração	Características definidoras	Características clínicas
Delirium	A qualquer momento	Repentino	Horas/dias	Níveis anormais e flutuantes de consciência	Sonolência, estupor, coma
Depressão	Precoce	Gradual	Semanas/meses	Mau humor constante, irritabilidade	Afastamento, choro
Alucinações	Intermediário	Repentino	Dias a semanas	Ver coisas, ouvir vozes	Olhar para a parede e gritar, tentando sair da sala
Delírios	Intermediário/tardio	Repentino	Dias a semanas	Acreditar fixamente em ideias falsas	Ideias consideradas suspeitas
Ilusões	Intermediário/tardio	Repentino	Breve	Percepções equivocadas acerca dos estímulos ambientais	Olhar, por exemplo, para um vestido que está sobre uma cadeira e dizer: "Tire esse homem do meu quarto"
Mania	Precoce/intermediário	Gradual	Dias a semanas	Melhora do nível de humor	Irritabilidade, ritmo rápido, menos necessidade de dormir
Apatia	Intermediário/tardio	Gradual	Dias a semanas	O paciente não quer sair da cama pela manhã	Não participar de atividades antes consideradas prazerosas

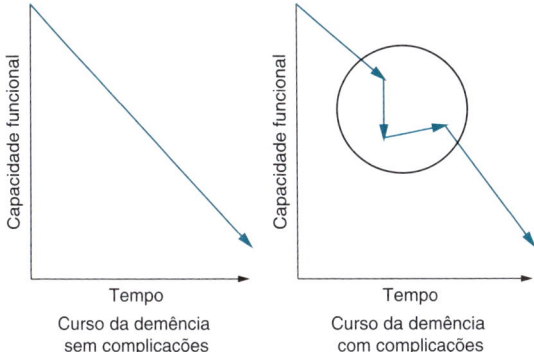

Figura 2.1 Curso da demência com e sem complicações.

DELIRIUM

Definição de *Delirium*

Os pacientes com demência pura apresentam consciência normal. No entanto, a principal característica do *delirium* é um estado de consciência anormal, que pode ser flutuante, incluindo hipervigília, sonolência, torpor e estados comatosos de consciência, conforme mostrado na Figura 2.2. Especificamente, o *delirium* é um estado confusional agudo, com um nível anormal de consciência indicado por:

- Mudanças súbitas na função cognitiva
- Oscilação de níveis de atenção
- Ciclos de sono/vigília frequentemente anormais (o paciente permanece acordado durante a noite, dormindo o dia inteiro)
- Evidências de relação com condição médica

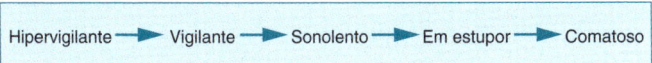

- Hipervigilante: assusta-se facilmente e fica acordado a noite toda.
- Vigilante: acordado e alerta durante o dia, dorme à noite. Trata-se de um estado normal.
- Sonolento: sonolento a maior parte do tempo, mas pode ser facilmente despertado.
- Em estupor: adormecido o tempo todo; difícil de ser despertado.
- Comatoso: inconsciência profunda, incapaz de despertar.

Figura 2.2 Estado de consciência.

Quadro 2.1 Comparação entre *Delirium* e Demência

A diferença fundamental entre *delirium* e demência reside no fato de que no *delirium* o paciente apresentam um nível de consciência anormal e flutuante. Na demência, o paciente está acordado e alerta, com nível de consciência estável.

Os pacientes dementes com *delirium* têm dificuldade para despertar do sono, podendo adormecer rapidamente de novo. O paciente que permanece desperto todos os dias e noites e se assusta com facilidade também apresenta um nível anormal de consciência. As características do *delirium* e da demência estão listadas na Tabela 2.3.

Quadro 2.2 Alerta Médico: Perigos do *Delirium*

O *delirium* é uma síndrome grave e potencialmente fatal, devendo ser avaliada com rapidez. Se for ignorado e considerado uma simples piora na demência, o curso da condição médica subjacente se agravará, com consequências que podem levar à morte.

Características do *Delirium*

- Nível de consciência anormal e flutuante
- Desatenção
- Distração
- Piora no estado de confusão e desorientação

Tabela 2.3 Características do *delirium* e da demência

Aspecto	*Delirium*	Demência
Início	Repentino	Gradual
Duração	Horas/dias	Meses/anos
Atenção	Prejudicada	Normal
Consciência	Flutuante	Normal e estável
Fala	Incoerente	Ordenada, mas pode não fazer sentido

- Letargia ou hiperatividade
- Flutuações rápidas de humor
- Alucinações visuais

Causas Comuns de *Delirium*

- Infecções: cutânea, respiratória, odontológica, renal
- Anormalidades metabólicas: hiperglicemia, hipoglicemia, desequilíbrio eletrolítico
- Desidratação
- Efeitos colaterais e interação medicamentosa, mais comumente decorrentes de:
  - Medicamentos antipsicóticos
  - Medicamentos ansiolíticos
  - Medicamentos analgésicos, narcóticos
  - Medicamentos anticolinérgicos
  - Anestesia

Cuidando de Pacientes com *Delirium*

FAZER	NÃO FAZER
• Identifique a causa e trate-a. Veja a Figura 2.3 para uma sugestão de abordagem.	• Assumir que a alteração de consciência é normal. • Ignorar a alteração de consciência. • Não relatar o caso ao médico ou ao enfermeiro.

Importância do *Delirium*

- Os pacientes com demência apresentam alto risco de *delirium*.
- O *delirium* não é percebido imediatamente, em especial se o paciente está letárgico e tranquilo.
- A mudança do estado mental e do nível de consciência é muitas vezes o PRIMEIRO SINAL DE UMA GRAVE CONDIÇÃO MÉDICA.
- O risco de mortalidade é elevado.

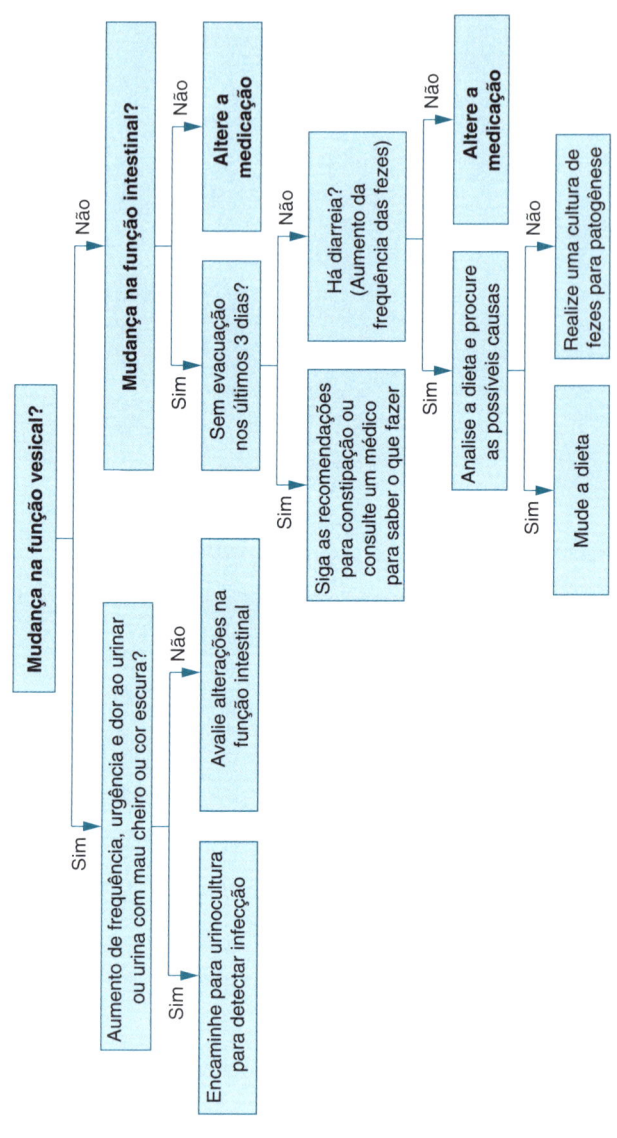

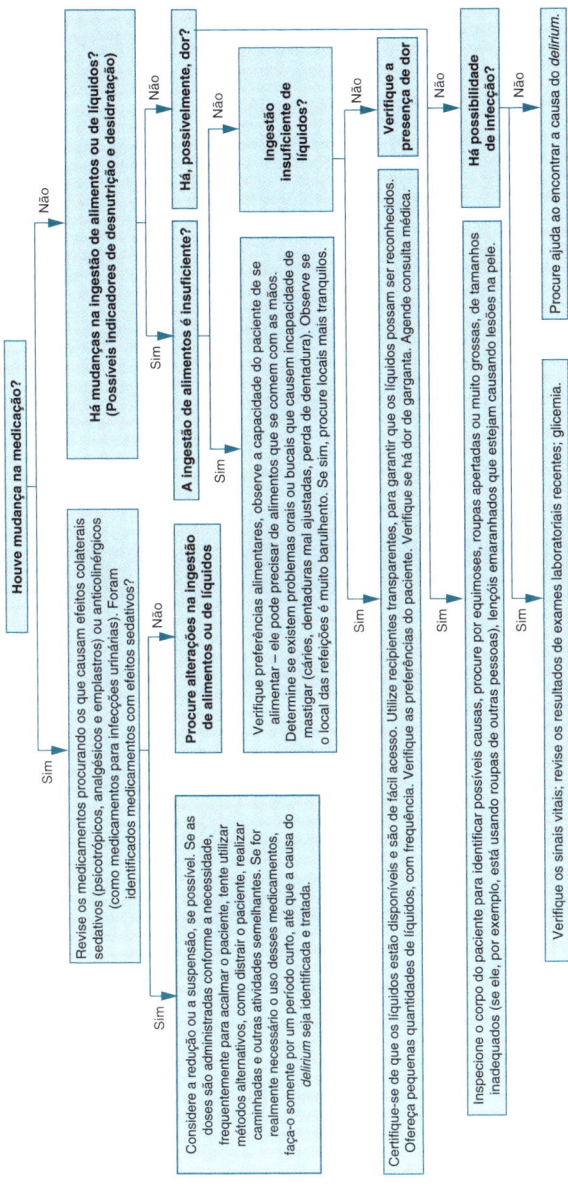

Figura 2.3 Abordagem sugerida para avaliação das causas do *delirium*.

Quadro 2.3 Como Vistoriar o Corpo do Paciente

1. Despir e inspecionar visualmente o paciente.

2. Palpar com suavidade e inspecionar todos os sistemas do corpo, observando reações de defesa. Procure por erupções e feridas.

3. Auscultar o intestino e os pulmões, palpar a bexiga e inspecionar a cor e o odor da urina para identificar possíveis infecções. Observar se a cor ou o cheiro da urina mudaram.

4. Inspecionar cuidadosamente a boca a fim de identificar infecções na gengiva, dentes que estejam por cair e feridas.

5. Se o paciente caminha, peça-lhe que o faça a fim de identificar possíveis fraturas que passaram despercebidas.

- São comuns comportamentos que demonstram insegurança, tais como tentativas de fugir para escapar de alucinações que causam medo.

Delirium: Mitos e Realidade no Hospital[1]

MITO: "Idosos ficam confusos no hospital."

REALIDADE: O *delirium* pode ser o único indicador de uma doença grave.

MITO: "Às vezes ele está orientado, deve ser Alzheimer."

REALIDADE: A capacidade funcional prévia raramente é conhecida pelos funcionários do hospital.

MITO: "Os sinais de *delirium* são agitação, alucinações e comportamento inadequado."

REALIDADE: Na maioria dos casos, os pacientes estão letárgicos.

MITO: "O paciente estava confuso na noite passada, mas agora parece estar bem, então não há nada errado."

REALIDADE: Uma das principais características do *delirium* é seu curso flutuante.[6]

DEPRESSÃO

Definição de Depressão

Outra complicação comum e grave da demência é a depressão. É comum acreditar que a depressão é uma reação normal do paciente ao perceber que tem demência ou decorrente de mudança para uma instituição de longa permanência para idosos. Tratando-se de causas improváveis, tendo-se em vista o dano cerebral difuso oorrente em pacientes com demência.

Características Comuns da Depressão na Demência

- Mau humor
- Irritabilidade
- Não se observa tristeza; o paciente não se queixa de se sentir triste
- Geralmente ocorre no início do curso de demência
- Queixas somáticas: "Minhas costas doem! Eu preciso de um médico!"
- Perturbação do sono (levanta-se muito cedo e fica inquieto)
- Distúrbios de apetite; recusa ou rejeita comidas e bebidas
- Anedonia; falta de prazer em atividades usuais
- Apatia; recusa-se a sair da cama ou a vestir-se
- Choro

Cuidando de Pacientes com Depressão

FAZER	NÃO FAZER
• Reconhecer que ocorreu uma mudança. • Agendar uma consulta com um psicólogo/psiquiatra para determinar o diagnóstico. • Ser solidário! "Lamento que você esteja se sentindo fraco, mas vou ajudá-lo".	• Acreditar que a depressão é decorrente de se viver em uma instituição de longa permanência para idosos e, por isso, não tratar o paciente. • Ignorar as mudanças percebidas. • Mandar o paciente "se virar".

Continua

Continuação

FAZER	NÃO FAZER
• Manter o paciente ativo, asseado, limpo e fora da cama. • Certificar-se de que o paciente se alimenta, mesmo tendo de incentivá-lo durante as refeições. • Certificar-se de que o paciente ingere líquidos adequadamente; identificar os de sua preferência e oferecê-los. • Orientar a família do paciente e outros cuidadores de que esta não é uma condição que deve ser deixada de lado, mas apenas outra condição tratável.	• Permitir que o paciente fique na cama o dia todo. • Permitir que o paciente recuse alimentos, líquidos e medicamentos.

Quadro 2.4 Depressão: Lembretes Importantes

- A depressão é comum e os pacientes sofrem por causa dela.
- A depressão é tratável.
- Os antidepressivos demoram para começar a agir.
- O paciente pode precisar de internação psiquiátrica.
- O tratamento com eletroconvulsoterapia (ECT) é rápido e funciona.

ALUCINAÇÕES

Definição de Alucinações

As alucinações tratam-se de percepções sensoriais sem estímulo. As alucinações visuais e auditivas são as observadas com mais frequência em pacientes com demência.

- Alucinações visuais: ver coisas, animais e pessoas que não estão presentes.

- Alucinações auditivas: ouvir sons e vozes que não estão presentes.
  Tipos mais raros de alucinações incluem:
- Alucinações olfativas: sentir cheiros estranhos.
- Alucinações gustativas: sentir gostos diferentes.
- Alucinações táteis: ter sensações, frequentemente algo que rasteja sobre a pele.

As alucinações devem ser diferenciadas de ilusões, que também são comuns.

Principais Características que Sugerem Alucinações

Visuais. O paciente olha para um local vazio e se afasta ou aparenta medo. Ele aponta para uma parte vazia da sala e diz: "Vocês não estão vendo?".

Auditivas. O paciente olha para o lado e conversa com alguém que não está presente.

Olfativas. Ele se queixa: "Sinto cheiro de animal morto aqui dentro!".

Gustativas. Cospe alimentos, queixa-se de que algo está errado em sua boca ou que o alimento está estragado ou podre.

Quadro 2.5 Alucinações *Versus* Ilusões

As alucinações são experiências sensoriais, sem estímulo. As ilusões são percepções errôneas de algo que existe de fato, como acreditar que personagens da televisão estão no quarto. Nesse caso, desligue a TV!

Quando um paciente tem uma ilusão, algo no ambiente que o cerca o está perturbando. Tente encontrar e eliminar o que perturba o paciente:

- Reduza ruídos
- Elimine sombras
- Elimine a claridade da janela
- Feche cortinas
- Remova espelhos

Cuidando de Pacientes com Alucinações

FAZER	NÃO FAZER
• Perguntar diretamente ao paciente: "Você está vendo alguém ou alguma coisa que o incomoda?". • Distrair o paciente, levá-lo para outro quarto ou sair para uma caminhada. • Tranquilizá-lo, dizendo que você não vê nada, mas que lamenta que ele esteja chateado. Ofereça-se para ajudar. • Se o paciente está sofrendo ou as alucinações o impedem de receber cuidados adequados, informar ao enfermeiro ou ao médico. As alucinações são comuns no *delirium* e devem ser tratadas. Os medicamentos devem ser revistos, já que são causas comuns de alucinação. • Utilizar medicamentos antipsicóticos, caso necessário.	• Discutir com o paciente, dizendo: "Não há nada lá! Acalme-se!". • Tentar argumentar com o paciente. • Ignorar o sintoma (as alucinações devem ser comunicadas e avaliadas). • Forçar o paciente a enfrentar uma situação que ele perceba como assustadora. • Dizer-lhe que ele está imaginando coisas.

Quadro 2.6 O que Dizer a Pacientes com Alucinações

A resposta inicial a pacientes com alucinações deve ser relativa à preocupação com sua segurança e conforto. Exemplo: uma paciente do sexo feminino, com demência, não quer entrar no banheiro. Você a leva ao banheiro e pergunta "o que a incomoda?". Ela diz: "Não vou tirar a roupa na frente de todos esses homens" (não há mais ninguém presente). Embora a paciente esteja alucinando, responda-lhe aparentando desconforto: "Vamos sair e voltar mais tarde, não se preocupe, eu vou tirá-la daqui". Saia e lave a paciente em outro banheiro ou volte mais tarde.

> **Quadro 2.7 Efeitos Colaterais dos Medicamentos Antipsicóticos**
>
> Os medicamentos antipsicóticos podem ter graves efeitos colaterais:
>
> - Hipotensão ortostática (queda súbita na pressão arterial ao levantar-se)
> - Rigidez
> - Marcha festinante
> - Fácies de máscara
> - Sonolência
> - *Delirium*
> - Tontura
>
> Pacientes que fazem uso de tais medicamentos devem ser cuidadosamente monitorados e seus efeitos colaterais relatados com urgência.

DELÍRIO

Definição de Delírios

Os delírios consistem na crença fixa em ideias falsas. As mais comuns envolvem suspeitas às quais o paciente se agarra incansavelmente.

Principais Características que Sugerem Delírios

Os pacientes com delírio costumam fazer comentários com base nas ideias falsas em que acreditam, tais como:
- "Você roubou a minha camisola!"
- "Tenho que ir para casa agora dar comida para meus filhos."
- "Fui abandonado."
- "Meu marido é infiel."
- "Estou sendo mantida prisioneira. Chame a polícia."

Cuidando de Pacientes com Delírios

FAZER	NÃO FAZER
• Apoiar o paciente e proporcionar-lhe conforto. • Tentar distraí-lo com caminhadas, comida, música, conversas sobre outros assuntos. • Registrar quando e onde ocorrem os delírios, para identificar padrões e eventos precipitantes. • Dizer: "Vou ajudá-lo a encontrar sua camisola", mesmo que se trate de um delírio. • Dizer: "Vamos fazer um lanche para seus filhos". (Mentir pode reduzir o sofrimento!) • Se o paciente está em risco por causa da crença em uma ideia falsa, como alguém que tenta quebrar uma vidraça para fugir, pedir ajuda para mantê-lo em segurança. • Relatar ao enfermeiro do próximo turno ou ao médico para avaliação e diagnóstico. • Se estiverem prescritos medicamentos antipsicóticos, monitorar cuidadosamente os efeitos colaterais.	• Discutir ou tentar argumentar com os pacientes. • Dizer aos pacientes que eles têm "ideias loucas". • Falar dos pacientes em sua presença, pois seus comentários podem ser mal interpretados. • Fazer piadas sobre comentários do paciente. • Sussurrar perto dos pacientes. • Rir deles.

Quadro 2.8 Uso de Antipsicóticos para Alucinações e Delírios

- Evite medicamentos ou doses administradas conforme a necessidade.
- Evite alterar a medicação com frequência, já que os efeitos colaterais não cessarão rapidamente e se acumularão.
- Evite contenções, pois fazem com que os pacientes piorem.
- Mantenha familiares por perto ou contrate um cuidador para fazê-lo.

Quadro 2.9 Como Responder a Pacientes com Delírios

Entre no mundo do paciente e responda de modo a reduzir a tensão e a ansiedade causadas pelo delírio. Por exemplo, o paciente com demência não quer sentar-se para comer, pois está esperando seus pais, que já faleceram.

Resposta adequada: "Vou ligar para eles enquanto você começa a comer. Não se preocupe, tenho certeza de que estão bem e virão visitá-lo amanhã."

Resposta inadequada: "Seus pais não estão vindo. Eles teriam que ter 120 anos para poder vir. Você sabe que estão mortos. Colabore!"

MANIA

Definição de Mania

A ocorrência de manias é rara em pacientes com demência, porém, quando presentes, demandam um cuidado significativo. Pacientes com mania têm alto risco de danos a terceiros, se ficarem fisicamente muito próximos, falarem ou tocarem outras pessoas.

Características comuns da mania:
- Estado de humor aumentado ou euforia
- Menor necessidade de sono e de comida
- Hiperatividade, falam muito ou muito depressa
- Maior senso de autoimportância: "Eu sou o rei"
- Irritabilidade
- Hipersexualidade, tocam inadequadamente colegas, funcionários ou outras pessoas
- Ficam excessivamente próximos aos outros

Cuidando de Pacientes Maníacos

FAZER	NÃO FAZER
• Manter o paciente seguro. • Assegurar-se de que o paciente dorme e descansa. • Fornecer alimentos que o paciente possa comer com a mão, caso não queira sentar-se para comer. • Deixar o paciente livre e monitorá-lo. • Se os antipsicóticos e estabilizadores de humor forem administrados, acompanhar de perto seus efeitos colaterais.	• Rir do paciente. • Permitir que o paciente caminhe por longos períodos. • Permitir que ele recuse alimentos ou bebidas. • Permitir que ele recuse medicamentos. (Se ele o fizer, seja criativo e insista).

APATIA

Definição de Apatia

- Falta de iniciativa e motivação para atividades que antes apreciava
- Descrita como "vontade de ficar sentando esperando"
- Exemplo: Quando um paciente recusa-se a participar das atividades programadas para o dia

Cuidando de Pacientes Apáticos

FAZER	NÃO FAZER
• Proporcionar ao paciente energia e pensamentos positivos. • Em vez de perguntar "Você quer ir passear?", simplesmente levá-lo para passear dizendo: "Vamos nos divertir". • Avaliar a presença de depressão.	• Permitir que o paciente fique na cama o dia todo. • Ignorar a apatia. • Dizer que foi sua escolha não fazer nada. • Deixá-lo "na dele" porque não está incomodando.

FAZER	NÃO FAZER
• Avaliar a presença de *delirium*. • Avaliar se o paciente tem visões ou escuta as coisas. • Prevenir o descondicionamento.	• Permitir que ele fique parado.

REFERÊNCIAS

1. Frick DM, Agostini JV, Inouye SK. Delirium superimposed on dementia: a systematic review. *J Am Geriatr Soc* 2002;50: 1723-1732.
2. Lyketsos CG, Steele C, Baker L, et al. Major and minor depression in Alzheimer disease: prevalence and impact. *J Neuropsychiatry Clin Neurosci* 1997;9:556-561.
3. Paulsen JS, Salmon DP, Thal LJ, Romero R. Incidence of and risk factors for hallucinations and delusions in patients with probable AD. *Neurology* 2000;54:1965-1971.
4. Lyketsos CG, Corazzini K, Steele C. Mania in Alzheimer disease. *J Neuropsychiatry Clin Neurosci* 1995;7;350-352.
5. Lyketsos CG, Lopez O, Jones B. Fitzpatrick A, Breitner J, Dekosky S. Prevalence of neuropsychiatric symptoms in dementia and mild cognitive impairment. *JAMA* 2002;288:1475-1483.
6. Inouye SK. Delirium in hospitalized elderly patients: recognition, evaluation and management. *Conn Med* 1993;57:309-315.

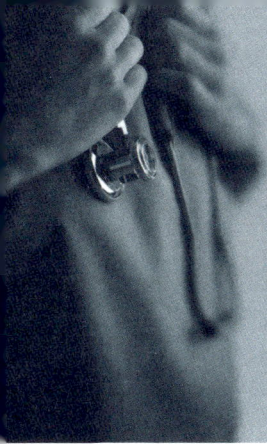

Capítulo 3
AVALIAÇÃO – OS SINAIS VITAIS NA DEMÊNCIA

Cynthia D. Steele

Pontos-chave
- Considerações especiais na avaliação de pacientes com demência
- Domínios de avaliação
- Aplicação do Exame do Estado Mental
- Outros instrumentos de avaliação

IMPORTÂNCIA DA AVALIAÇÃO

Avaliar o paciente com demência é uma parte essencial do planejamento da assistência adequada. O bom enfermeiro deve conhecer as deficiências cognitivas e funcionais de cada paciente, bem como a gravidade de cada déficit. Não há um padrão nos pacientes com demência, de modo que uma avaliação precisa permite ao enfermeiro elaborar planos específicos para cada indivíduo. Além disso, as informações provenientes da avaliação influenciam na determinação do nível de cuidados que um paciente pode receber com cobertura de seu plano de saúde.

O enfermeiro perceberá que as mudanças nas capacidades física e mental são visíveis. Devido à frágil relação entre a saúde física e a mental, o primeiro sinal de aparecimento da doença é, muitas vezes, uma alteração do estado mental. Trata-se do caso exemplificado por uma pessoa que sofre de depressão profunda e se recusa a comer ou a beber.

A maioria dos pacientes apresentará complicações na demência, as quais resultarão em alteração na capacidade funcional, conforme visto na Figura 3.1. Essas mudanças alertam o enfermeiro para a necessidade de realizar uma reavaliação a fim de determinar as causas da perda funcional e os possíveis tratamentos.

CONSIDERAÇÕES ESPECIAIS

Atente para as considerações especiais na avaliação de pacientes com demência:
- A maioria dos pacientes não tem discernimento de seus problemas e negará que algo está errado. Informantes, como membros da família ou um amigo próximo, devem fornecer as informações essenciais.
- É necessária a realização de um teste cognitivo objetivo, embora muitos pacientes considerem a avaliação das habilidades mentais como sendo intrusiva e embaraçosa.
- Como os pacientes não conseguem descrever como se sentem, a observação e o questionamento direto são essenciais.

DOMÍNIOS DE AVALIAÇÃO

A fim de realizar uma avaliação global, vários domínios da demência devem ser levados em consideração (ver Fig. 3.2). Esses domínios incluem:

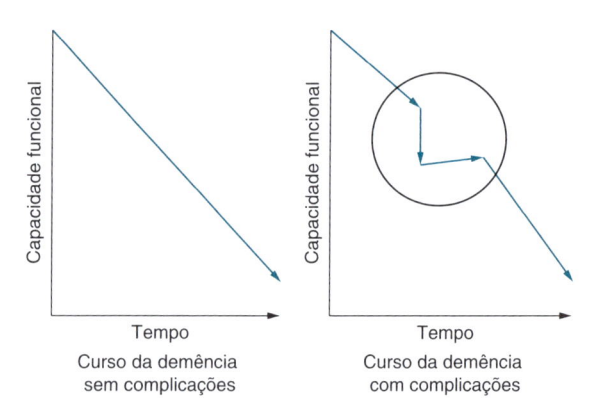

Figura 3.1 Curso da demência com e sem complicações.

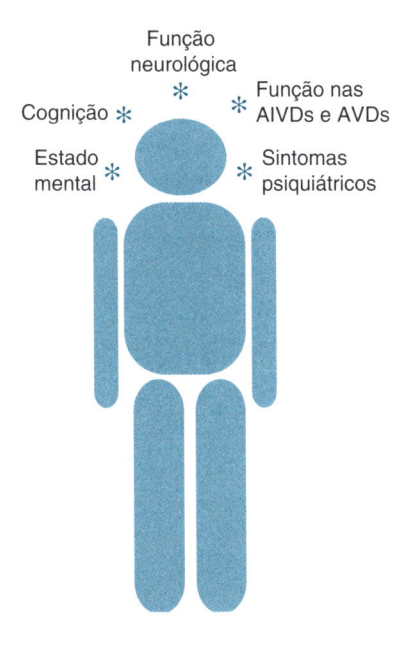

Figura 3.2 Domínios de avaliação.

- Estado mental
- Cognição
- Função neurológica
- Atividades instrumentais da vida diária (AIVDs) e atividades da vida diária (AVDs)
- Sintomas psiquiátricos

> **Quadro 3.1 Definição de Cognição**
>
> **Cognição:** capacidade de pensar e raciocinar e de reconhecer o mundo a seu redor.

ESTADO MENTAL E AVALIAÇÃO COGNITIVA

A principal característica da demência é o prejuízo cognitivo ou a perda da memória e de outras funções, como linguagem e raciocínio. Cada paciente apresenta seu perfil de perda e sua taxa de declínio. Desse modo, o enfermeiro deve avaliar e mensurar o declínio do paciente ao longo do tempo, a fim de proporcionar o melhor atendimento possível em todas as fases.

Avaliações Padronizadas

Existem muitas escalas padronizadas para a avaliação da cognição. O Exame do Estado Mental (EEM) proporciona uma avaliação compreensível da habilidade mental de modo global. A avaliação global é fundamental na demência, pois essa doença pode ocasionar declínio em múltiplas habilidades mentais. Como parte de uma avaliação global abrangente, o Miniexame do Estado Mental (MEEM)[1] é frequentemente utilizado para avaliar a capacidade cognitiva. Observe que o MEEM avalia a cognição e o raciocínio, mas não avalia o estado mental como um todo (ver Fig. 3.3).

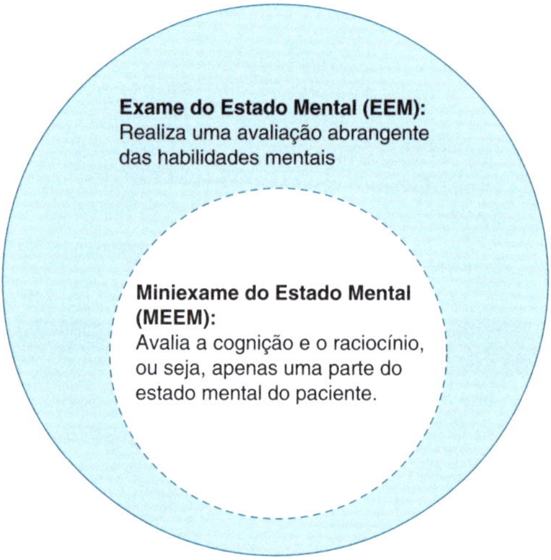

Exame do Estado Mental (EEM):
Realiza uma avaliação abrangente das habilidades mentais

Miniexame do Estado Mental (MEEM):
Avalia a cognição e o raciocínio, ou seja, apenas uma parte do estado mental do paciente.

Figura 3.3 Não se confunda!

Exame do Estado Mental

O Exame do Estado Mental (EEM) avalia o paciente em seis áreas:
1. Nível de consciência
2. Aparência e comportamento
3. Humor
4. Fala e linguagem
5. Percepções e crenças
6. Cognição

Aplicação do Exame do Estado Mental

O EEM será considerado estranho e, em muitos casos, invasivo e embaraçoso. Desse modo, são necessárias abordagens especiais para coletar os dados com êxito. Siga estas orientações:

- O exame deve ser realizado com privacidade, em um local onde ninguém mais possa ouvi-lo. Não realize a avaliação em áreas comuns, como corredores de um lar de idosos ou de hospital.
- Para solicitar permissão para realizar o EEM, o entrevistador deve perguntar diretamente: "Posso falar com você?" e perguntar: "Como você está se sentindo?".
- Assegure-se de que o ambiente é confortável, calmo e privado.
- Tenha lenços ao alcance e verifique se o paciente foi ao banheiro recentemente.
- Utilize um roteiro e preencha um formulário para garantir que nada seja esquecido. Um roteiro do EEM está disponível no Apêndice deste livro.

Para realizar um exame completo do estado mental, avalie as seguintes áreas:

Nível de consciência

Trata-se da consciência que uma pessoa tem do ambiente a seu redor. Os indivíduos com demência normalmente estão acordados e alertas durante o dia e dormindo à noite. O nível de consciência não deve flutuar, conforme descrito na Tabela 3.1.

Tabela 3.1 Níveis de consciência normal e anormal

Normal	Anormal
Acordado e alerta	Sonolento
Capaz de prestar atenção	Dificuldade para prestar atenção
Consciência estável	Consciência flutuante – acordado e alerta em um instante, sonolento ou dormindo no instante seguinte

Aparência e comportamento

Observe o aspecto geral do paciente, incluindo sua aparência e sua vestimenta. Elas devem ser adequadas à idade, ao clima, à cultura e à etnia. Lembre-se de que pessoas com demência podem usar diversas roupas sobrepostas, agasalhar-se insuficientemente no inverno e estar com barba por fazer e despenteadas. O enfermeiro deve observar e registrar:

- Se o paciente estabelece ou não contato visual
- Excesso de movimentos – observado em indivíduos que não conseguem ficar parados ou continuamente tentam levantar-se e sair de um determinado local
- Tiques anormais (movimentos involuntários repetitivos), como repuxar ou grunhir
- Atraso psicomotor – senta-se imóvel, sem os gestos habituais de comunicação – frequentemente observado em pacientes que estão deprimidos ou em alguns casos de medicação excessiva.
- Expressão facial – atentar para características como franzir a testa
- Postura corporal e posicionamento do paciente em relação ao enfermeiro

Quadro 3.2 Exemplo de Comportamentos Observados

Muitas vezes, um paciente maníaco senta-se próximo demais ao enfermeiro. Pacientes desconfiados costumam evitar sentar-se perto do entrevistador, podendo evitar olhar diretamente para ele ao responder a perguntas.

Humor

O humor é o terceiro aspecto a ser avaliado. O humor é um estado emocional continuado. Exemplos de estados de humor incluem depressão, euforia e raiva. O humor deve ser coerente com o tema da conversa. Um exemplo de comportamento incoerente é observado quando um paciente ri em conversas tristes e chora quando o assunto é agradável. O enfermeiro deve questionar diretamente sobre o estado de humor.

Quadro 3.3 Terminologia Importante

Depressão: "baixo astral".

Delírio: crença fixa em ideias imaginárias falsas.

Alucinação: percepção sensorial na ausência de um estímulo. Exemplos de alucinação incluem ouvir vozes e ver coisas que não estão presentes. Pode ocorrer em qualquer um dos cinco sentidos, mas as alucinações visuais são as mais comuns em pessoas com demência.

Ilusão: percepção equivocada das coisas que o cercam. Um exemplo disso seria um paciente que vê um cobertor sobre uma cadeira em um quarto mal iluminado e acredita ser uma pessoa olhando para ele.

Fala e linguagem

A fala e a linguagem são avaliadas em conjunto. Observe a frequência e o ritmo da fala do paciente. É importante observar se o discurso é espontâneo ou o paciente responde apenas a perguntas diretas. Pacientes com doença de Alzheimer têm um discurso vago e "vazio", muitas vezes, há pobreza na linguagem e também esquecimento. Registre um exemplo do discurso do paciente.

Percepções e crenças

São avaliadas as percepções e as crenças com o fim de identificar se há algo anormal, o que pode indicar alucinações ou delírios. Os delírios são ideias fixas falsas. Na demência, os delírios mais comuns são os paranoicos ou os que envolvem suspeita. Um exemplo seria um paciente que está convencido de que seu cônjuge tem um caso ou de que a comida está envenenada. Muitas vezes, esses pacientes esbravejam com seus cônjuges e podem recusar-se a comer.

Cognição

De modo amplo, o termo cognição é definido como a capacidade de pensar e raciocinar. Pacientes com doença de Alzheimer apresentam alterações cognitivas globais, incluindo prejuízos na memória, no raciocínio, na linguagem e na compreensão. Pacientes com demência tomam decisões incorretas e podem estar desorientados em relação a pessoas, lugares e tempo.

Embora diversas avaliações cognitivas estejam disponíveis, a mais utilizada é o Miniexame do Estado Mental (MEEM). Essa curta escala possibilita uma boa visualização do comprometimento cognitivo, embora não seja uma ferramenta de diagnóstico. Pode ser adquirida junto às instruções para pontuação, por meio de Psychological Assessment Resources, Zinc. O MEEM avalia:
- Orientação de lugar e de tempo
- Capacidade de registrar itens na memória
- Concentração
- Compreensão da linguagem
- Recordação
- Praxia (capacidade de executar movimentos coordenados)
- Capacidade de realizar uma tarefa de múltiplas etapas

Essa avaliação é útil para o planejamento dos cuidados. Também pode ser utilizada a Severe Impairment Rating Scale (SIRS), que avalia as funções mais básicas. A SRIS é recomendada para pacientes com comprometimentos demasiado graves para serem avaliados pelo MEEM (escore menor que 5, neste teste).

Aplicação do Miniexame do Estado Mental

Durante a aplicação do MEEM, utilize o mínimo possível de perguntas não habituais. Faça perguntas diretas e evite as que geram como resposta apenas "sim" ou "não". O questionamento direto testará a memória dos pacientes de modo mais preciso.

Pergunte	**Não pergunte**
Que dia é hoje?	Você sabe que dia é hoje?
Onde estamos agora?	Você sabe onde estamos?
Em que ano estamos?	Você sabe em que ano estamos?

Quadro 3.4 Aplicação do MEEM

Ao conduzir um MEEM, você perguntará ao paciente uma série de questões. Independentemente da resposta, elogie ou faça comentários positivos. Se ele errar uma questão, não o corrija. Isso só aumentará seu estado de confusão.

AVALIAÇÃO NEUROLÓGICA

O exame neurológico do paciente com demência é essencial, tendo-se em vista que se trata de uma doença neurológica. Deve-se registrar o estado neurológico inicial do paciente, já que muitas enfermidades cerebrais, como a doença de Parkinson, levam a evidentes alterações neurológicas. Além disso, muitos dos medicamentos utilizados para controlar os sintomas comportamentais e psiquiátricos da demência resultam em comprometimento neurológico.

Quadro 3.5 Terminologia Neurológica

Tremor: movimento repetitivo de um grupo muscular, o qual pode ocorrer durante o repouso (tremor de repouso) ou ao executar um movimento (tremor intencional).

Marcha: modo como se caminha.

Tônus: tensão de repouso de um músculo relaxado.

Acatisia: desejo de se movimentar, incapacidade de se manter sentado.

Distonia: contração de um músculo que resulta em postura anormal.

- **Observações em repouso**. A avaliação começa pela simples observação do paciente em repouso, sentado em uma cadeira. O paciente senta-se com uma postura normal? Sua movimentação é normal ou ele se senta completamente imóvel?
- **Tremores**. Observe se há tremores de repouso, reparando nas mãos no colo do paciente. Um tremor *intencional* pode ser observado solicitando-se ao paciente que estenda as mãos como se quisesse parar o trânsito. Os tremores são descritos como finos ou grossos.
- **Marcha**. A marcha é avaliada pedindo-se ao paciente para andar cerca de 3 metros, depois parar, virar-se e andar de costas. O paciente com marcha normal fica em pé com os ombros sobre os pés. Os passos não devem sobrepor-se durante a marcha; um pé deve preceder o outro. O indivíduo deve realizar um pivô ao virar-se.

  Quando há alterações na marcha, o virar é realizado "em bloco", como se o paciente fosse um bloco de madeira. O paciente não deve oscilar ao virar-se.

  O teste de levantar-se e caminhar é amplamente utilizado para avaliar a marcha. Quanto mais anormal for a marcha, maior será o risco de queda. Em uma marcha normal, o balanço dos braços promove o equilíbrio. Existe um alto risco de quedas em um paciente cujos braços permanecem imóveis ao seu lado durante a caminhada.
- **Tônus**. O tônus é avaliado solicitando-se ao paciente sentado que relaxe e apoie seu cotovelo na mão do avaliador. Mova o antebraço do paciente em flexão e extensão. Não deve haver nenhuma resistência ao movimento.
- **Acatisia**. A acatisia é facilmente observada em um paciente sentado. Se a acatisia estiver presente, a pessoa transferirá o peso de um lado para o outro, com inquietação, sendo incapaz de permanecer sentada. Muitos pacientes relatarão que sentem uma necessidade incômoda de movimentar-se. Esse sintoma é também um efeito colateral comum de medicamentos psicotrópicos, sendo uma indicação de que a dose ou o tipo de medicação devem ser reconsiderados.
- **Distonia**. As posturas distônicas são extremas e podem ser resultado de uma maior sensibilidade a medicamentos neurolépticos.

Desse modo, tais posturas indicam que há um problema urgente, o qual deve ser tratado de imediato. Contate o médico o mais rápido possível. As posturas distônicas, como os dedos da mão dobrados para trás com o punho fletido, podem ser indicativos de síndrome neuroléptica maligna, a qual pode levar à morte.

> **Quadro 3.6 Alerta Médico: Gravidade das Posturas Distônicas**
>
> As posturas distônicas, contrações musculares sustentadas que podem resultar em posturas anormais, podem ser indicativas de síndrome neuroléptica maligna, a qual pode levar à morte.

AVALIAÇÃO FUNCIONAL

Deve-se avaliar de que forma a capacidade do paciente de realizar as atividades instrumentais da vida diária (AIVDs) e as atividades da vida diária (AVD) muda com o passar do tempo. Lacunas na capacidade funcional do paciente devem ser preenchidas por familiares ou outros cuidadores.

> **Quadro 3.7 AIVDs e AVDs**
>
> As **atividades instrumentais da vida diária (AIVDs)** incluem a capacidade de lidar com dinheiro, cozinhar, lavar roupa, utilizar transportes, manejar medicamentos e utilizar o telefone.
>
> As **atividades da vida diária (AVDs)** incluem tarefas básicas, como vestir-se, alimentar-se, fazer a higiene, caminhar e tomar banho.

As AIVDs incluem a capacidade de lidar com dinheiro, cozinhar, lavar roupa, utilizar transportes, manejar medicamentos e utilizar o telefone. Tais atividades envolvem maior capacidade funcional sendo prejudicadas mais precocemente. Os familiares costumam perceber as perdas quando o paciente se esquece de pagar uma conta ou se perde.

Por sua vez, as AVDs incluem tarefas mais básicas, como vestir-se, alimentar-se, fazer a higiene, andar e tomar banho. Tais habilidades são as próximas a se deteriorar, frequentemente de modo gradual, como em um paciente com doença de Alzheimer. Muitas vezes, o paciente lembra-se de partes de uma tarefa, mas esquece a atividade completa a ser realizada. Trata-se do caso de um paciente que coloca a roupa íntima por cima da calça. A Figura 3.4 demonstra um caso típico de progressão da perda de habilidade. Esse modelo é utilizado na Escala de Dependência Psicogeriátrica – PGDRS –[2] e é particularmente útil na elaboração de planos detalhados de cuidados.

Observe que a revisão das habilidades nas AVDs e AIVDs deve ser realizada por alguém que conhece bem o paciente. Pode ser necessário contatar novamente o informante para concluir essa parte da avaliação. A avaliação funcional é crucial para a tomada de decisões a respeito do nível de cuidados que o paciente demandará.

AVALIAÇÃO PSIQUIÁTRICA

Cerca de metade das pessoas com demência também sofrem de condições psiquiátricas adicionais, o que inclui:
- *Delirium*
- Depressão

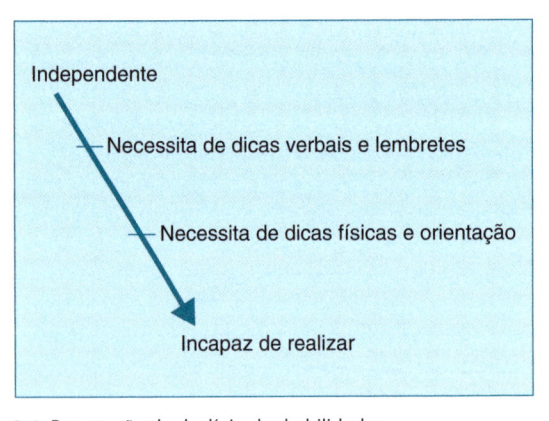

Figura 3.4 Progressão do declínio das habilidades.

- Alucinações
- Delírios
- Mania
- Apatia

A maioria dessas condições será detectada durante o Exame do Estado Mental, descrito anteriormente. Quando são identificadas condições psiquiátricas, o médico deve ser notificado a fim de avaliar a necessidade de tratamento com medicamentos psiquiátricos ou outros cuidados.

Há muitos testes padronizados que podem ser utilizados tanto para identificar problemas psiquiátricos quanto para monitorar a resposta do paciente ao tratamento. As avaliações que mensuram os diferentes tipos de condições estão listadas na Tabela 3.2.

PLANO GLOBAL DE AVALIAÇÃO

Sua equipe clínica deve tomar uma decisão informada sobre quais escalas utilizará, bem como obter instruções para alcançar uma boa concordância entre os observadores e empregar sempre a mesma escala ao longo do tempo. Por exemplo, sugere-se aplicar o Miniexame do Estado Mental na admissão do paciente e após seis meses, ou com maior frequência, se forem observadas mudanças bruscas no quadro do paciente. Um plano de cuidados baseado em dados obtidos de forma clara e ordenada proporcionará uma base sólida para o planejamento futuro. A maioria das doenças que causa demência é progressiva, de modo que é essencial repetir as avaliações em intervalos regulares.

Tabela 3.2 Resumo das escalas de avaliação psiquiátrica

Domínio	Doença em estado precoce a intermediário	Doença avançada
Cognição	Miniescala mental	SIRS
Depressão	Escala Cornell para Depressão em Demência[3]	
Função – AIVD	Escala KATZ AIVD	
Função – AVD	PGDRS	

Frequência das Avaliações

- **Admissão**: realize uma avaliação global na admissão. Isso fornecerá a base para o planejamento dos cuidados.
- **Mudanças súbitas**: reavalie, em caso de mudanças repentinas na capacidade funcional, na cognição ou no comportamento. Esses dados ilustrarão a dimensão do declínio, o que permite monitorar o tratamento selecionado.
- **A cada seis meses**: exceto em caso de mudanças repentinas, repita as avaliações a cada seis meses, incluindo o Miniexame do Estado Mental.
- **Alerta vermelho**: espera-se que ocorra um declínio regular na cognição e na capacidade funcional ao longo do tempo. Observe que declínios graves súbitos sinalizam a possibilidade de haver uma condição extra, como uma infecção. Em tais casos, é necessária uma investigação profunda.

Dispor de dados de avaliação é de grande valia para o enfermeiro quando um médico precisar ser contatado. Além das avaliações descritas neste capítulo, são ainda úteis registros a respeito do funcionamento da bexiga, do intestino, bem como sobre medicamentos em uso.

REFERÊNCIAS

1. Folstein MF, Folstein SE, McHugh PR. Mini-mental state. A practical method for grading the cognitive state of patients for the clinician. *J Psychiatric Res* 1975;12:189-198.
2. Wilkinson IM, Graham-White J. Psychogeriatric dependency rating scales: a method of assessment for use by nurses *Br J Psychiatry* 1980;137:558-565.
3. Alexopoulos GS, Abrams RC, Young RC, Shamolan CA. Cornell scale for depression in dementia, *Biological Psychiatry* 1988; 23:271-85.

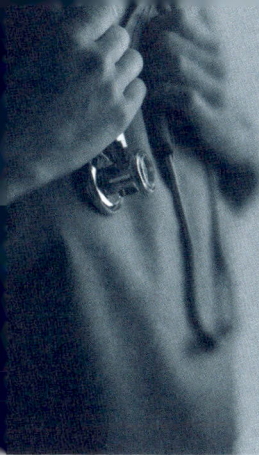

Capítulo 4
CUIDADOS BÁSICOS
Cynthia D. Steele

Pontos-chave
- Estruturando o atendimento com o Modelo de Tratamento de Quatro Partes
- Princípios fundamentais da prestação dos cuidados
- Adaptações no ambiente de cada paciente
- Lidando com os efeitos de afasia, amnésia, apraxia e agnosia

Os pacientes com demência exigem cuidados personalizados. O esforço demandado para conhecer e entender cada paciente é recompensado pela capacidade de prestar cuidados de qualidade. O cuidado personalizado pode ser fornecido por meio do Modelo de Tratamento de Quatro Partes e pela aplicação dos princípios fundamentais da prestação de cuidados.

MODELO DE TRATAMENTO DE QUATRO PARTES

O Modelo de Tratamento de Quatro Partes é uma forma de organizar a prestação de cuidados de excelência. Esse modelo facilita uma abordagem centrada no paciente, visualizando-o como um todo, a partir de uma perspectiva variada.

Parte I: Tratamento da Doença (Competência do Médico)

Realizar uma avaliação para diagnóstico e prescrição de medicamentos para a demência, se necessário. Essa parte é de competência médica.

Parte II: Tratamento dos Sintomas

Em pacientes com demência, os enfermeiros devem atentar para todos os sintomas: cognitivos, funcionais, psiquiátricos e comportamentais.

- **Prejuízos cognitivos**: Detecte deficiências e limitações e estimule aspectos cognitivos que permanecem inalterados.
- **Declínio funcional**: Observe o que o paciente pode ou não fazer e preencha as lacunas para maximizar a capacidade funcional.
- **Problemas psiquiátricos e comportamentais**: Detecte os sintomas e transtornos psiquiátricos, garantindo tratamento adequado (consulte o Capítulo 2).
- Observe sistematicamente os problemas comportamentais e trate-os (ver Capítulo 6).

Parte III: Apoio ao Paciente

Devido ao declínio cognitivo, os pacientes com demência, em geral, não são capazes de garantir sua própria segurança, bem como sua saúde física e mental. Os enfermeiros podem ajudá-los compensando essas dificuldades.

Garanta a segurança

- Segurança pessoal: certifique-se de que o ambiente está seguro (ver "Adaptações no ambiente", mais adiante).
- Coloque pulseiras de identificação no paciente para o caso de ele sair e se perder.
- Atue com autoridade legal ao ministrar cuidados de saúde.
- Certifique-se de que os bens materiais importantes estão seguros, para que não sejam extraviados.
- Não permita o acesso a alimentos se o paciente não puder identificar quando há algum estragado.

Atenção à saúde física

- Faça uma lista das condições crônicas do paciente e assegure-se de que o tratamento prescrito está sendo realizado.
- Previna doenças como a gripe, assegurando que sejam administradas vacinas. Mantenha doentes à distância do paciente.
- Assegure-se de que um indivíduo capacitado esteja administrando os medicamentos.
- Localize todos os medicamentos aos quais o paciente possa ter acesso; peça à família que verifique nas gavetas da cozinha, nos bolsos do roupão de banho, etc.
- Proporcione higiene oral adequada; encaminhe o paciente a um dentista para uma limpeza geral a cada três a seis meses, se possível. Verifique o encaixe das dentaduras e examine as gengivas rotineiramente.

Garanta nutrição adequada

- Forneça refeições adequadas e apropriadas, em um formato que o paciente possa reconhecer e comer (consulte "Alimentação", no Capítulo 5).

Assegure a hidratação adequada dos pacientes

- Evite cafeína.
- Ofereça líquidos a cada duas horas. Observe que os pacientes muitas vezes não conseguem reconhecer líquidos de recipientes opacos que estejam no criado-mudo ou bebidas dentro da geladeira.

Proporcione atividades motivadoras

- Proporcione atividades para momentos especiais e também rotineiros (ver Capítulo 7).

Parte IV: Apoio ao Cuidador

O apoio ao cuidador pode ser prestado pelo fornecimento de informações, orientações, inclusive sobre serviços de saúde disponíveis na comunidade.

Informe pacientes e familiares

- Explique qual é a doença do paciente, o que significa demência e como a doença progredirá com o tempo.

- Determine quais as novas competências do cuidador em relação ao paciente, como pagar contas e cozinhar.

Oriente a tomada de decisão

- Ajude a decidir se o paciente pode ser deixado sozinho (é de grande valia que a casa seja avaliada por uma terapeuta ocupacional).
- Ajude a decidir se o paciente pode dirigir (avaliações formais de condução são úteis).
- Ajude a decidir se o "Poder de curador para cuidados de saúde" deve entrar em vigor, avaliando se o paciente ainda pode tomar decisões a respeito de dinheiro, bens e cuidados de saúde.
- Ajude a decidir quando a doença do paciente requer cuidados extradomiciliares (ver Capítulo 10).

Recomende serviços de saúde da comunidade

- Ajude as famílias a encontrarem recursos adequados e financeiramente apropriados, como centros-dia,* assistências domiciliares, lares de terceira idade,** grupos de apoio e instituições de longa permanência para idosos.

PRINCÍPIOS DOS CUIDADOS

Há princípios fundamentais que o enfermeiro pode aplicar dentro do Modelo de Tratamento de Quatro Partes a fim de fornecer cuidados voltados ao paciente.

O conceito que permeia todos os princípios é compreender a pessoa que existe por trás da demência. O enfermeiro deve sempre considerar a história de vida, as necessidades e os sentimentos de cada paciente com demência, a fim de construir um ambiente particular para o cuidado de cada um. Os princípios básicos do cuidado desses pacientes são descritos a seguir.

---

* N. de T.: Centros-dia: locais onde os adultos passam o dia e convivem uns com os outros.

** N. de T.: Lares de terceira idade ou instituições de vida assistida: locais que abrigam idosos, para quem a vida independente não é mais adequada, mas que não precisam de cuidados médicos 24 horas por dia, como os prestados por uma instituição de longa permanência para idosos (ILPI). Trata-se de uma filosofia de cuidados e serviços de promoção da independência e da dignidade, com assistência às atividades da vida diária.

Quadro 4.1 Cuidados Básicos

- Conheça a pessoa de quem você está cuidando.
- Seja empático.
- Viva onde ele estiver vivendo.
- Seja flexível.
- Preocupe-se primeiramente com o paciente e depois com a tarefa a ser realizada.
- Conheça as deficiências e os pontos fortes do paciente.
- Comunique-se de modo eficaz.
- Divida as tarefas em etapas.

Conhecer o Paciente

Não existe um padrão de demência. Compreender as informações fundamentais a respeito de cada indivíduo permite que o enfermeiro adapte o cuidado às necessidades e aos desejos específicos de cada paciente. Por exemplo, alguns gostam de estar em grupo e outros preferem ficar sozinhos. A tentativa de agrupar todos em um grande grupo para realizar uma determinada atividade será válida para alguns, mas não para todos.

Quadro 4.2 O que Saber Sobre Cada Paciente

- Qual a sua idade?
- Onde ele nasceu e cresceu?
- É solteiro ou casado? Tem filhos ou netos?
- Qual era sua ocupação (incluindo ser mãe, dona-de-casa, etc.)?
- O que ele gosta de fazer? Ele pinta? Conserta carros?
- Quais são seus hábitos de vida? Ele acorda cedo ou tem hábitos noturnos?

Muitos pacientes com demência recordam de seu passado e são incapazes de entender ou lembrar fatos do presente. Os enfermeiros devem conhecer a história e o estado atual de cada um. Informações a respeito do passado do doente fornecem dicas para o futuro. Por exemplo, distraí-lo falando sobre seu passado pode tornar mais toleráveis as tarefas que ele considera desagradáveis.

> **Quadro 4.3 Vantagens de Conhecer seu Paciente**
>
> Se você souber que ele passou a vida trabalhando na agricultura, poderão conversar a respeito de animais, colheitas ou outros aspectos da vida na fazenda enquanto você dá banho nele. Isso não só distrai um paciente que não gosta de tomar banho como demonstra respeito e dignidade pelo que a pessoa era antes de ter demência.

Empatia

A empatia é a capacidade de apreciar o que o paciente está vivenciando – a capacidade de "andar com as pernas dele". Tente imaginar como seria sua vida se nenhuma experiência ou nada ao seu redor lhe parecesse familiar. Os pacientes com demência em geral não sabem onde estão, não conhecem as pessoas a seu redor e não sabem o que está prestes a acontecer. E mais importante: a maioria não percebe que há algo de errado com eles ou que precisam de qualquer tipo de ajuda. Não se trata de negação, mas de uma incapacidade de analisar seu estado atual, como resultado dos danos cerebrais da demência. Por essa razão, as pessoas com demência não podem agradecer aos cuidadores por sua ajuda.

A empatia inclui ser compassivo com os sentimentos do paciente. Afirmações como "no seu lugar, eu também estaria muito chateado" legitimam a realidade que o paciente está vivenciando. Os enfermeiros podem estabelecer uma relação com um paciente com demência, mesmo que ele não tenha capacidade de se lembrar disso.

Viva Onde o Paciente Estiver Vivendo

É importante compreender que muitos pacientes estão "vivendo no passado". Um exemplo é o de uma mulher idosa que acredita que é uma jovem mãe e deve ir buscar as crianças na escola. Alguns cuidadores preocupam-se com o fato de que aceitando as situações descritas estarão "comprando" uma ideia falsa. Uma abordagem melhor seria participar da realidade da paciente. Nesse caso, encoraje-a a fazer um lanche para as crianças ou pergunte quantos filhos ela tem. Lembre-se de que os sentimentos que ela experimenta são reais. Aceitar esses sentimentos é fundamental, quer façam ou não sentido. Muitos conflitos podem ser evitados se o enfermeiro reconhecer que não pode forçar o paciente a viver o presente.

Seja Flexível

A flexibilidade é uma das características mais importantes do cuidado na demência. Muitos cuidadores sentem-se pressionados a fazer as coisas de acordo com sua própria programação. Isso é especialmente comum em instituições de longa permanência para idosos (ILPI) e hospitais, nos quais o enfermeiro cuida de vários pacientes. Se o paciente resiste a fazer algo, como ser barbeado, em geral é melhor desistir e tentar mais tarde. Alguns pacientes, por exemplo, recusam-se a trocar de roupa antes de ir tomar o café da manhã. Permitir que eles se alimentem usando pijama não lhes fará mal e evitará um esforço desnecessário. A flexibilidade não significa que o enfermeiro seja preguiçoso, mas sim que ele sabiamente entende que forçar o paciente não o ajudará.

Quando o paciente resiste, uma abordagem mais flexível é permitir que outro cuidador tente realizar a tarefa. Às vezes, a distração de um novo rosto mina a resistência do paciente e permite que a tarefa seja concluída. Isso não significa que o primeiro enfermeiro falhou, mas apenas encontrou uma forma melhor e mais flexível de realizar a tarefa.

Comunicar de Modo Eficaz

Dificuldades na comunicação

A comunicação é uma via de mão dupla. A mensagem deve ser dada por uma pessoa e compreendida por outra. A maioria dos pacientes com demência, se não todos, terá dificuldades de comunicação. Essas dificuldades envolvem produzir uma linguagem com significado e também compreender o que foi dito. O discurso pode parecer "vazio" ou sem sentido. Ao mesmo tempo, o ritmo e os gestos normais da fala podem estar preservados, mesmo que as palavras façam pouco sentido. Os pacientes com demência perdem precocemente a capacidade de lembrar os nomes dos objetos, mas podem ser capazes de descrever sua função. Um exemplo comum seria o de um paciente com sede que segura um copo e diz: "Eu preciso da coisa para beber".

Linguagem corporal e palavras-chave

Observar a linguagem corporal é um aspecto fundamental da comunicação eficaz. Os pacientes podem ser capazes de apontar para o que querem ou empurrar um cuidador quando é tocado em um local que causa dor. Lembre-se de que o comportamento é um meio de comunicação. Ouvir atentamente as palavras-chave aparentemente perdidas no meio das frases pode informar ao enfermeiro o que um paciente quer ou do que precisa. Alguns pacientes estão envergonhados por suas dificuldades de linguagem e podem querer isolar-se. A observação cuidadosa da linguagem corporal e das palavras-chave ditas eventualmente pode restabelecer a confiança dos pacientes e ajudá-los a melhorar sua capacidade funcional e sua interação social.

Melhorar a comunicação

Há muitos modos de o enfermeiro melhorar sua comunicação com o paciente:
- Certifique-se de que ele saiba que você está lá e pode ouvi-lo.
- Garanta que os aparelhos auditivos estão posicionados corretamente e funcionando.
- Assegure-se de que os óculos estão limpos e sendo usados.
- Estabeleça contato visual com ele.
- Fale devagar, usando palavras simples.
- Use um tom baixo de voz.
- Levantar a voz quando o paciente não entender as palavras piorará as coisas.
- Quando falar não surtir efeito, use gestos, como guiar o paciente delicadamente.

- Reproduza comportamentos que você queira incentivar.
  Demonstre na frente do paciente o que você quer que ele faça.

> **Quadro 4.4 Técnica do Espelho**
>
> A técnica do espelho pode melhorar a comunicação do enfermeiro com um paciente com déficit de comunicação. Essa técnica envolve demonstrar o que você gostaria que ele fizesse. Por exemplo, em vez de levar um paciente resistente para a sala de jantar e dizer "sente no seu lugar", você pode utilizar a técnica do espelho. Basta puxar uma cadeira ao lado de onde você quer que ele sente, sentar-se e dizer: "venha aqui comigo".

Obviamente, há momentos em que as palavras apenas aborrecem o paciente, o qual não é capaz de entendê-las. Nesse caso, apenas realizar a tarefa é a melhor opção, como vesti-lo lentamente e em silêncio. É fundamental que apenas uma pessoa fale com o paciente de cada vez. Se uma tarefa demanda dois cuidadores, como tomar banho ou trocar as vestimentas, eles devem decidir previamente quem falará com o paciente e quem somente realizará a tarefa.

É certo mentir para um paciente?

Mentir para pacientes com demência gera conflitos para a maioria dos enfermeiros. O ato de mentir para um adulto pode causar desconforto ou sentimento de culpa. A perda da memória decorrente da demência faz com que os pacientes repitam as mesmas perguntas e insistam que episódios falsos sejam verdadeiros. A doença cerebral que causa a demência impede que os pacientes entendam e aceitem a verdade. Insistir que eles o façam em geral acarreta mais angústia ao paciente e ao cuidador. Tente distraí-lo ou se compadeça de seus sentimentos – isso permite que ele saiba que é ouvido e melhora sua relação com o cuidador. Quando a distração ou o reconhecimento dos sentimentos do paciente não o acalmam, a mentira parece ser justificável. O objetivo, nesse caso, é aliviar o sofrimento.

Quadro 4.5 Dicas de Comunicação

Entender o paciente
- Ouça as palavras-chave.
- Observe a linguagem corporal e tente compreendê-la.

Comunicar-se com o paciente
- Assegure-se que ele possa vê-lo e ouvi-lo.
- Esteja no nível dos olhos dele; ajoelhe-se, se necessário.
- Elimine distrações como TV e rádio; feche a porta do quarto.
- Não fale com o paciente atrás ou ao lado dele.
- Use uma linguagem simples.
- Dê tempo para que ele responda; tenha paciência.
- Use um tom de voz baixo, não grite.
- Mantenha apenas uma pessoa falando com o paciente de cada vez.
- Realize gestos e ações para que ele possa imitá-lo.
- Se as palavras confundem ou perturbam-no, não as utilize.

Quadro 4.6 Dirigindo-se ao Paciente

Um motivo de preocupação para muitos enfermeiros é como abordar o paciente. Em circunstâncias normais, a abordagem formal seria dirigir-se a ele como Sr. _____ ou Sra. _____. Entretanto, muitos pacientes esquecem seus nomes formais e não respondem a eles. As famílias podem informar-lhe por qual nome ele atende e dar-lhe permissão para usá-lo.

Seja cauteloso com termos que sugerem afeto, como "doçura" ou "querido". Tais termos podem ser mal interpretados pelos pacientes e, em alguns casos, causar comportamentos indesejáveis (por exemplo, no caso de um idoso que é chamado de "querido" e responde tentando tocar os seios de uma cuidadora).

> **Quadro 4.7 Respondendo a Falsas Crenças de um Paciente**
>
> Quando um senhor de 85 anos com demência insiste que seus pais estão vivos, as respostas adequadas utilizadas inicialmente incluem distrações como "vamos ver se o jantar está pronto" e o reconhecimento do sentimento do paciente: "você parece estar com saudade dos seus pais". Infelizmente, essas táticas nem sempre o acalmam. Quando abordagens como essa não aliviam seu sofrimento, tente adaptar-se à realidade desse paciente, dizendo algo como: "vamos trocar de roupa para o caso de eles virem visitá-lo" ou "sim, seus pais o amam muito". A tentativa de fazer com que ele enfrente a realidade dizendo "seus pais estão mortos" não só é inútil como aumenta o mal-estar do paciente.

Além disso, iludir um paciente pode ser útil para realizar tarefas que o incomodam, como tomar banho. Quando a distração e o reconhecimento de sentimentos fracassarem, uma frase de apoio, como "vamos nos preparar para uma visita da família", muitas vezes facilita a realização da tarefa. Até que ela seja concluída, muitos pacientes com demência já terão esquecido que foram informados que sua família chegaria em breve.

Preocupe-se Primeiramente com o Paciente e Depois com a Tarefa a Ser Realizada

Abordar o paciente com um sorriso e uma saudação social antes de iniciar os cuidados pode aumentar a cooperação. Entrar no local e dizer "bom dia, vamos ter um ótimo dia hoje" em vez de "hora de levantar e trocar de roupa" terá mais sucesso. É sempre prudente informar ao paciente quem você é, uma vez que pacientes com demência esquecem-se até mesmo de quem está com eles todos os dias. Dizer: "sou Susan, sua ajudante de hoje", também estabelece limites adequados. Uma pequena pausa após uma saudação social também permite que ele se acostume a sua presença antes que você o toque. Conversar antes de tocar o paciente é sempre melhor.

Reconhecer Deficiências e Incentivar Habilidades

Perda gradual da capacidade

Os pacientes com demência perdem gradualmente a capacidade de realizar tarefas diárias. Muitas vezes, eles podem fazer parte de uma tarefa, mas precisar de ajuda em determinadas etapas (por exemplo, ele pode conseguir escovar os dentes desde que você coloque creme dental na escova e a entregue a ele). É responsabilidade do enfermeiro preencher as lacunas e permitir que o paciente faça o máximo que consiga. Lembre-se de que as habilidades diminuirão ao longo do tempo, de modo que será necessário mais ajuda à medida que a doença progredir. Se parece que ele não está tentando, a doença pode ter progredido além de sua capacidade de executar a tarefa.

Períodos de recaída

O paciente pode estar mais hábil em alguns dias do que em outros e precisar de ajuda extra durante os períodos de recaída. Muitas vezes, essa variação é erroneamente interpretada como falta de cooperação. É mais provável que seja resultado de algum outro fator, como privação de sono ou sobrecarga sensorial. É importante informar quando um paciente está tendo um período de recaída ou um "dia ruim", para que os colegas de trabalho não se frustrem.

Elogio e encorajamento

Ao completar uma etapa de uma determinada atividade (como vestir-se), é importante elogiar o que o paciente conseguir fazer. Por exemplo, se ele coloca o braço em uma manga, comente "bom trabalho", incentivando-o.

Divisão das Tarefas em Etapas

A maioria das atividades que desempenhamos em um dia normal envolve várias etapas, as quais executamos automaticamente. Levantar-se de uma cadeira envolve mover o corpo para frente sobre os seus pés, agarrando os braços da cadeira, empurrando-os para cima e finalmente levantando-se. Embora não pensemos nessas tarefas automáticas, os pacientes com demência muitas vezes precisam de orientação e alerta para executar cada uma das etapas.

É importante considerar quais etapas ele pode executar de forma independente e para quais precisará de ajuda.

ADAPTAÇÕES DO AMBIENTE

Em apoio ao Modelo de Tratamento de Quatro Partes, o enfermeiro pode contribuir substancialmente ao garantir que o ambiente está adaptado às necessidades do paciente. A maioria dos pacientes com demência muda-se para diversos locais de moradia, começando em casa e finalmente mudando-se para instalações de cuidados de longa duração. Nas fases iniciais, os pacientes em geral estão em casa, com um cuidador. Muitas vezes, esse cuidado é complementado por um centro-dia. Se o cuidador estiver ausente ou não for capaz de continuar a cuidar do paciente, muitos pacientes se mudarão para lares de terceira idade durante as fases intermediárias. Essas instalações vão desde locais pequenos, que atendem cinco ou menos pessoas, até grandes estabelecimentos com 15 a 100 ou mais leitos. As instituições de longa permanência para idosos (ILPIs) são em geral a moradia final de pacientes em fase avançada de demência. Os princípios básicos de adaptação do ambiente podem ser aplicados em qualquer local, sendo resumidos a seguir.

Aspectos Fundamentais do Ambiente Adaptado

O ambiente ideal para um paciente com demência é simples e despojado. O ambiente deve ser:

1. Familiar – um quarto deve ser semelhante a um quarto, uma sala de jantar deve parecer com uma sala de jantar e o banheiro deve também parecer familiar.
2. Seguro – livre de obstáculos, tais como mobiliário baixo, tapetes, acesso a objetos cortantes, remédios, fogões e escadas sem proteção.
3. Tranquilo – sem altofalantes, televisão ou rádio constantemente ligados.
4. Reforçado por dicas – bom acesso visual ao banheiro, com fácil identificação; livre de objetos sugestivos, como chapéus e casacos, que fazem com que os pacientes queiram sair.

O CUIDADO E OS QUATRO A'S

Os principais sintomas da demência são descritos em quatro A's:
- Amnésia: perda de memória.
- Afasia: prejuízos de comunicação.
- Apraxia: comprometimento da realização de movimentos motores.
- Agnosia: prejuízo do reconhecimento de informações recebidas por meio de estruturas sensitivas.

Existem formas eficazes de lidar com cada sintoma, embora eles continuem causando prejuízos ao paciente.

Amnésia: Impacto Sobre o Paciente

Os pacientes com amnésia muitas vezes experimentam as seguintes dificuldades:
- Não conseguem formar novas memórias.
- Podem insistir que parentes mortos estão vivos.
- Perdem suas coisas e acusam os outros de roubo.
- Param no meio de uma tarefa, esquecendo-se das etapas.
- Não lembram como usar a campainha ou o sino para chamar o cuidador.
- Não lembram que não conseguem sair da cama sem ajuda.
- Não lembram que usam órteses, como bengalas e andadores.
- Repetem as mesmas perguntas diversas vezes.

Lidando com a Amnésia

As reações sugeridas para lidar com pacientes com amnésia são:
- Não esperar que o paciente se lembre das coisas.
- Não ficar irritado quando ele não conseguir se lembrar.
- Se ele insiste que seus parentes mortos estão vivos, apenas concordar e fazer perguntas a respeito desses parentes; tentar distraí-lo.
- Ser empático: "Lamento que você não encontre sua blusa, vou ajudá-lo a procurar".
- Dividir as tarefas em etapas e dá-las uma a uma ao paciente.
- Vistoriar frequentemente o paciente, já que ele não pede ajuda, mas pode tentar encontrar alguma coisa ou alguém familiar vagando fora da casa.

- Remover objetos sugestivos do ambiente. Se você não quer que o paciente saia, é bom não manter aparentes casacos e chapéus.
- Se um paciente repetir as questões, dizer a ele que está repetindo, mas não comentar "eu já lhe disse". Não responder pode ser melhor.

Afasia: Impacto Sobre o Paciente

Os pacientes com afasia muitas vezes experimentam os seguintes problemas:
- Não se lembram do nome das coisas.
- Ficam frustrados quando não conseguem fazer-se entender.
- Dizem "sim" quando querem dizer "não".
- Não entendem suas instruções, embora possam ouvi-lo.
- Ficam aborrecidos quando há muitas pessoas falando ao mesmo tempo ou em ambientes ruidosos, como salas de jantar.

Lidando com a Afasia

As reações sugeridas para lidar com pacientes com afasia são:
- Transferi-lo para um ambiente silencioso a fim de melhorar a comunicação.
- Ganhar a atenção do paciente antes de falar.
- Estar no nível dos olhos dele.
- Falar devagar e com simplicidade.
- Não levantar o tom de voz.
- Usar gestos.
- Observar a linguagem corporal do paciente e tentar entender o que ele quer ou do que precisa.
- Estar atento às palavras-chave.
- Fazer com que apenas uma pessoa fale de cada vez.

Apraxia: Impacto Sobre o Paciente

Os pacientes com apraxia muitas vezes experimentam os seguintes problemas:
- Não são capazes de executar tarefas motoras, tais como vestir-se e utilizar talheres para comer.

- Podem ter dificuldades para sentar-se em uma cadeira, deitar e levantar da cama ou entrar e sair de um carro.
- Podem cair.
- Podem não ser capazes de abrir potes de comida de uma bandeja.
- Podem não ser capazes de ir para baixo do chuveiro.

Lidando com a Apraxia

As reações sugeridas para lidar com pacientes com apraxia são:
- Simplificar as vestimentas.
- Abrir os recipientes de comida para eles.
- Guiá-los delicadamente para se sentarem com segurança.
- Para sentar o paciente em cadeira, colocá-lo de costas para ela de modo que suas panturrilhas a toquem. Colocar sua mão embaixo do braço dele e guiá-lo para baixo.
- Repartir as tarefas em etapas, ajudar quando necessário e deixar que o paciente realize as etapas que conseguir (por exemplo, no chuveiro, dê uma bucha para que ele segure, mesmo que seja você quem o lave).

Agnosia: Impacto Sobre o Paciente

Os pacientes com agnosia muitas vezes experimentam os seguintes problemas:
- Não reconhecem o mundo a seu redor.
- Vagam pelos arredores tentando encontrar algo familiar.
- Remexem em gavetas (deles e dos outros) à procura de algo que está "perdido".
- Podem não reconhecer o alimento como comestível, comendo qualquer coisa.
- Podem não reconhecer sua própria imagem no espelho.
- Podem acreditar que as pessoas das fotos ou da televisão estão presentes no local.

Lidando com a Agnosia

As reações sugeridas para lidar com pacientes com agnosia são:
- Tornar o ambiente tão familiar quanto possível.

- Eliminar o máximo de desordem possível.
- Se ele se aborrece com sua imagem no espelho, cobrir ou retirar o espelho.
- Se ele se aborrece com fotos, removê-las; desligar a TV e o rádio.
- Certificar-se de que o ambiente é "seguro para a demência" (não colocar objetos que o paciente possa engolir em carrinhos de procedimentos ou balcões; manter os materiais de limpeza em local seguro).

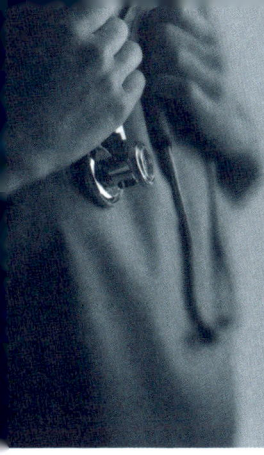

Capítulo 5
PROBLEMAS COMUNS NO CUIDADO DIÁRIO

Cynthia D. Steele

Pontos-chave
- Planejamento de atividades de cuidado diário
- Dificuldades comuns associadas ao cuidado diário
- Soluções para as dificuldades de cuidado diário

Este capítulo analisará os desafios que costumam ser enfrentados na prestação de cuidados diários para pacientes com demência. Os problemas aumentam do início para as fases intermediária e tardia da doença. No estágio precoce da doença, basta colocar à vista os objetos necessários para que o paciente cuide de si mesmo. Conforme a doença progride, dicas verbais e físicas serão necessárias para que o paciente inicie o cuidado. No estágio avançado da doença, um cuidador precisará realizar todas as atividades de cuidado diário.

Quadro 5.1 Dicas para as Atividades da Vida Diária

- Simplifique tudo.
- Considere sempre o que o paciente pode fazer e onde existem lacunas a serem preenchidas.
- Preocupe-se primeiramente com o paciente e depois com a tarefa a ser realizada.
- Planeje a tarefa antes de iniciá-la.

Embora existam diferentes perfis de sintomas em cada tipo de demência, as estratégias de cuidados são similares. Muitas das dificuldades nas atividades de vida diária são causadas pelos danos da doença em si. As soluções serão sugeridas e, como sempre, devem ser analisadas e modificadas para se adequarem a cada caso.

ORIENTAÇÕES GERAIS

Antes de abordar o paciente para realizar as tarefas de cuidado diário, planeje como pretende realizá-las. Siga as orientações a seguir para melhorar sua efetividade.

- Reúna tudo o que necessita antes de começar.
- Se for necessária mais de uma pessoa para realizar a tarefa, decida quem vai falar com o paciente e quantas pessoas o auxiliarão.
- Permita que apenas uma pessoa fale com o paciente de cada vez. Mais que isso pode confundi-lo e assustá-lo.
- Preocupe-se primeiramente com o paciente e depois com a tarefa a ser realizada. Ao se aproximar do paciente, sorria e cumprimente-o. Apresente-se – não presuma que ele se lembre de quem você é.
- Verifique se o paciente está prestando atenção em você antes de começar. Ou seja, certifique-se de que ele pode vê-lo e ouvi-lo antes de tocá-lo.
- Fale com o paciente no mesmo nível; não converse com ele estando em pé enquanto ele está sentado.

VESTIR-SE

Diversas situações podem dificultar as trocas de roupa de um paciente com demência.

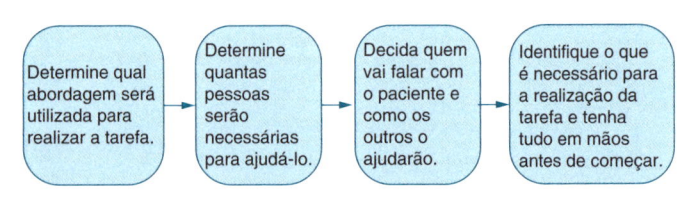

Figura 5.1 Planejamento de uma atividade de vida diária.

Quadro 5.2 Evitando Conflitos

Frases com o estilo a seguir podem contribuir para evitar confrontos com o paciente, desencadeados pelas tarefas de vida diária.

- Se as palavras "banho" ou "chuveiro" incomodam o paciente, basta dizer "vamos nos refrescar" ou, simplesmente, "venha comigo".
- Se um lenço de proteção for necessário durante a alimentação, não o chame de "babador". Diga: "Isso vai mantê-lo aquecido e seco".
- Em vez de perguntar a um paciente resistente de quem é a vez de tomar banho, basta apoiar seu braço e dizer "vamos dar um passeio".

Possíveis Problemas ao Vestir-se

- Incapacidade de escolher entre as muitas opções de roupas do armário.
- Incapacidade de lembrar onde estão as coisas, se elas não estiverem à vista.
- Esquecimento da ordem correta de colocação da roupa.
- Fácil distração.
- Dificuldade com fechos, zíperes e botões, por prejuízo da coordenação motora fina.
- Embaraço devido à falta de privacidade de uma instalação.
- Quarto demasiadamente frio.
- Pressa do cuidador.
- Incapacidade de escolher a roupa apropriada para o clima ou a ocasião.
- Incapacidade para julgar se a roupa está suja ou limpa.
- Desejo de vestir as mesmas roupas todos os dias.

Possíveis Soluções para Problemas ao Vestir-se

Orientações gerais
- Limite as escolhas.

- Se o paciente reside em local coletivo, etiquete todas as roupas.
- Muitas vezes é útil vestir primeiro a parte de cima do corpo, ajudando quando necessário. No início da doença, a assistência do cuidador envolve apenas entregar a roupa ao paciente.

Incentive a independência
- Permita que o paciente faça tudo o que conseguir.
- Se o paciente ainda pode vestir-se, coloque a roupa à vista. Se ele precisar de dicas para ordenar as roupas, entregue um item de cada vez, orientado corretamente em relação ao corpo.
- Às vezes, iniciar o procedimento (como colocar uma mão em uma manga) fará com que o paciente continue o processo.
- Elogie cada etapa concluída.

Insistência em usar as mesmas roupas
- Se o paciente insiste em usar as mesmas roupas todos os dias, monte conjuntos de roupas idênticas. Mantenha sempre um conjunto limpo, ao alcance da visão.
- Pode ser necessário entrar no quarto do paciente quando ele não estiver presente para substituir as roupas sujas por outras limpas.

Paciente que não consegue vestir-se
- Em alguns casos, é recomendável lavar o paciente na cama e começar a vesti-lo ali mesmo.
- Uma sugestão é trocar a roupa íntima, colocar as calças até os joelhos e calçar meias e sapatos com o paciente ainda deitado; a seguir, deve-se sentá-lo para vestir a parte superior do corpo. Terminar de vestir rapidamente a calça e levantá-lo. Isso impedirá que ele chute o cuidador enquanto ele tenta calçar sapatos e meias.

Casos especiais
- Se um paciente tenta, repetidas vezes, despir-se em público, verifique se a roupa não está pequena ou desconfortável. Nesses casos, é mais difícil tirar uma camisa de botão do que uma camiseta, que se pode puxar pela cabeça.

- Existem macacões de peça única, para os pacientes que não conseguem pedir quando querem ir ao banheiro e que podem tentar tirar a roupa em público.
- Se o paciente remexe nas roupas o tempo todo, isso indica que ele necessita ser acompanhado ao banheiro e auxiliado na higiene diária.

Quadro 5.3 Dicas Rápidas para Vestir-se

- Limite as escolhas de vestuário.
- Encoraje os pacientes a manterem-se independentes.
- Quando necessário, ajude-os, entregando-lhes uma peça de roupa por vez.
- Quando necessário, comece a vertir o paciente para incentivá-lo a continuar.
- Elogie sempre.

BANHO

O banho é uma das tarefas mais difíceis de serem realizadas em pacientes com demência. Mais do que qualquer outra tarefa, expõe os cuidadores ao comportamento de rejeição do paciente. Há muitas razões para problemas no banho, e a criatividade é essencial.

Possíveis Causas dos Problemas com o Banho

- Trata-se de uma tarefa íntima e constrangedora para o paciente.
- Os banheiros de instituições não são familiares ao paciente e podem assustá-lo.
- O barulho da água, que muitos pacientes não conseguem ver, pode ser assustador.
- Em muitas situações, o paciente é despido antes do banho, resfriando-se.
- Se o banheiro for de uma cor só (branco, por exemplo), o paciente pode ter dificuldade em visualizar a banheira e recusar-se

a entrar por medo de cair. Coloque um tapete colorido contrastante no local.

Possíveis Soluções para Problemas com o Banho

Orientações gerais

- Simplifique. Familiarize-se com a rotina habitual do paciente. Banheira ou chuveiro? Manhã ou noite? Garanta a privacidade.
- Separe roupa limpa e todo o material necessário para o banho. A roupa deve estar fora da vista, já que o paciente pode querer vestir-se ao invés de despir-se.
- Certifique-se de que o quarto está aquecido antes de levar o paciente até o banheiro.
- Coloque um banco e barras de apoio no local do banho.
- Coloque uma toalha sobre o paciente para respeitar sua privacidade enquanto o despe.
- Permita que ele faça o máximo que conseguir. Se ele demonstra resistência ao ser despido, dê algo para ele segurar, como uma toalha ou algo para comer, para distraí-lo.

Adequando-se às dificuldades

- Se a palavra "banho" ou "chuveiro" incomoda o paciente, basta dizer "vamos nos refrescar" ou simplesmente "venha comigo". Lembre-se: mentir ou não contar toda a verdade pode ser misericordioso, ajudando muito na conclusão de tarefas difíceis.
- Se o paciente parece ter medo de pisar em uma banheira cheia por não ver a água, coloque espuma de banho.
- Tente realizar banhos de leito no doente que reluta em entrar no chuveiro ou na banheira. Certifique-se de manter o paciente aquecido e coberto. Essa pode ser uma alternativa agradável. Em um quarto coletivo, feche a cortina ou a porta.
- Ao dar banho em um paciente que está muito afásico, pode ser mais eficaz apenas fazer o que tiver de ser feito, em vez de falar o tempo todo coisas que o paciente não consegue entender.
- Vários produtos novos estão disponíveis para auxiliar no banho. Um deles é uma bolsa de lenços que podem ser aquecidos no micro-ondas. Alguns agentes de limpeza não necessitam de enxágue, eliminando assim uma etapa difícil. Toucas de banho com

xampu dentro podem ser colocadas sobre a cabeça do paciente, sendo delicadamente manipuladas para lavar o cabelo.
- Um banho em um paciente assustado pode consumir toda a manhã, mas o objetivo principal é fazer a tarefa sem irritá-lo.
- Se um paciente resiste arduamente ou o ataca, interrompa a tarefa e tente mais tarde. Às vezes, ter um ajudante que finge entrar no quarto e "salvar" o paciente pode distraí-lo o suficiente para que o banho possa ser concluído.
- Usar a força para segurar o paciente durante o banho só resultará em mais resistência. Quanto mais irritado estiver o paciente, mais calmo deve estar o cuidador.

Quadro 5.4 Dicas Rápidas para o Banho

- Assegure a privacidade do paciente.
- Tente adequar-se à rotina anterior do paciente.
- Atenue o medo de cair, tornando a área segura.
- Incentive a independência.
- Tenha roupa limpa sempre à mão.

ALIMENTAÇÃO

O momento das refeições oferece desafios particularmente relevantes nas instituições de longa permanência para idosos (ILPIs) nas quais a maioria dos residentes é demente. Os pacientes com demência têm alto risco de desidratação e desnutrição, o que se dá por razões diversas.

Possíveis Problemas no Momento das Refeições

- Perda da capacidade de reconhecer o alimento como algo comestível.
- Perda da capacidade de usar talheres.
- Os pacientes frequentemente ficam confusos com o barulho e a agitação de refeitórios cheios.

- Os doentes podem ser intimidados por bandejas cheias e pratos e copos cobertos. Eles não sabem abrir potes desconhecidos e não reconhecem que a comida está dentro deles. Eles podem até mesmo levantar-se e deixar a mesa, frustrados.
- Por fim, os pacientes se esquecem de como mastigar e engolir.

Estágios iniciais

- Podem esquecer-se de comer.
- Podem distrair-se e deixar a mesa antes de terminar.

Estágios intermediários

- Podem não ter resistência para permanecerem sentados o tempo suficiente para terminar uma refeição.
- Podem não entender como comer.
- Podem precisar de alimentos ricos em calorias, devido à agitação e aos frequentes abandonos da mesa antes de terminar uma refeição.

Estágios avançados

- Podem ser incapazes de distinguir entre comida e outros objetos.
- Podem não ter coordenação para mastigar e engolir.

Problemas especiais em instalações de longa duração

- Os funcionários frequentemente precisam alimentar vários residentes e estão sob pressão para terminar antes que a comida esfrie. Isso resulta em uma abordagem voltada à tarefa, em vez de ser voltada ao paciente.
- As refeições demoram mais, já que o tempo para mastigar e engolir aumenta.
- Saúde bucal precária, dentaduras que não se encaixam e dores na boca podem levar à recusa do alimento.
- Quando os pacientes perdem peso, muitas vezes são prescritos suplementos, o que diminui o apetite nas refeições.
- Os refeitórios muitas vezes são confusos, barulhentos e caóticos.
- As mudanças de funcionários muitas vezes interferem na compreensão de como um paciente come e quais são suas preferências.

Possíveis Soluções para Problemas no Momento das Refeições

Orientações gerais

- Estabeleça rotinas – faça com que o paciente sente-se na mesma cadeira e receba ajuda do mesmo funcionário, sempre que possível.
- Conheça as preferências anteriores e rituais das refeições (por exemplo: alguns não comem sem fazer uma oração).
- Maximize a visão e a audição, colocando óculos limpos e aparelhos auditivos.
- Assegure-se de que os funcionários estão cientes dos riscos de asfixia e revise os procedimentos de emergência com todos.
- Evite alimentos que não são seguros para comer.
- Se um paciente se recusa a acreditar que não precisa pagar, entregue-lhe um tíquete em que esteja escrito "pago".

Forneça refeições pequenas

- Ofereça refeições menores, com maior frequência, para aqueles que se cansam durante as refeições regulares.
- Mantenha sempre lanches saudáveis, conservados visíveis e ao alcance dos pacientes
- Forneça maior quantidade de alimento naquela refeição em que o paciente costuma comer mais. Alguns pacientes fazem sua maior refeição no café da manhã.

Crie um ambiente agradável no momento das refeições

- Assegure-se de que há iluminação adequada.
- Minimize o ruído, desligando a televisão; lembre os funcionários de não conversar entre si durante o momento das refeições.
- Durante as refeições, converse com o paciente a respeito da infância ou o que sua mãe cozinhava, para mantê-lo comendo.
- Sorria e faça das refeições um evento social.

Pacientes que precisam de assistência

- Corte os alimentos em pedaços médios antes de entregar o prato ao paciente, a fim de preservar sua dignidade.

- Ao alimentar um paciente, sente-se a seu lado, em vez de permanecer em pé perto dele.
- Em caso de asfixia, obtenha uma avaliação da deglutição com um terapeuta ocupacional, que pode sugerir o uso de espessantes. Líquidos espessos são mais fáceis de engolir.
- Ao alimentar um paciente, mantenha-o na posição vertical, com a cabeça inclinada para frente.
- Coloque um item de cada vez na frente do paciente, em um prato posicionado sobre um jogo americano de cor contrastante.
- Dê dicas conforme necessário, usando uma linguagem simples, como "mastigue" e "engula".
- Ofereça líquidos durante a ingestão de sólidos, a fim de facilitar a deglutição e a hidratação.
- Coloque sua mão sobre a do paciente e leve a comida à boca dele.
- Coloque cereais quentes e sopas em copos.
- Se um lenço de proteção for necessário durante a alimentação, não o chame de "babador". Diga "isso vai mantê-lo aquecido e seco".
- Quando os talheres não forem mais reconhecidos, use alimentos que possam ser comidos com a mão, transformando tudo em sanduíche.
- Se o paciente prefere doces, coloque uma substância doce na ponta de uma colher pequena.

Quadro 5.5 Dicas Rápidas para o Momento da Refeição

- Mantenha uma rotina nas refeições.
- Mantenha um ambiente agradável no local das refeições.
- Minimize o ruído no local das refeições.
- Certifique-se de que os pacientes recebem comida suficiente na refeição em que estão mais propensos a comer.
- Para os pacientes que precisem de assistência, forneça alimentos que possam ser comidos com a mão.
- Organize a mesa de modo simples, para que os pacientes não se confundam.

DEAMBULAÇÃO

Com a progressão da doença, todo paciente com demência torna-se incapaz de andar. A capacidade de marcha se deteriora com o tempo. O prejuízo cognitivo por si só já agrava o risco de quedas, o que faz com que os pacientes precisem ser observados atentamente.

- Em pacientes com demência, as dificuldades de deambulação ocorrem devido à apraxia. O cérebro perde gradualmente a capacidade de coordenar a marcha.

Quadro 5.6 Padrões de Marcha Comuns em Pessoas com Demência

- Festinante (os pés não levantam o suficiente do chão e se entrelaçam).
- Marcha atáxica; cerebelar.
- Incapacidade de iniciar a marcha quando em posição ortostática.

Possíveis Causas das Dificuldades de Deambulação

- Na fase inicial, andadores e bengalas podem ser úteis. Entretanto, à medida que a doença progride, pacientes se esquecem de usar as órteses, o que aumenta o risco de quedas.
- Se os idosos não puderem caminhar por uma intercorrência da doença, ficarão fracos e desconcicionados com facilidade.
- Muitos dos medicamentos utilizados resultam em hipotensão ortostática ou queda na pressão arterial quando em pé.
- A iluminação precária e a perda da acuidade visual aumentam o risco de quedas e a insegurança durante a deambulação.

Possíveis Soluções para as Dificuldades de Deambulação

- Muitas instalações contam agora com colchões com entorno mais elevado, os quais dificultam para o paciente o ato de se levantar

sozinho. Entretanto, não se pode confiar só nos equipamentos para evitar quedas.
- Em muitos locais, os mecanismos de alarme para os funcionários estão ligados à cama, à cadeira e ao paciente, com o fim de alertar os funcionários quando um paciente está tentando levantar-se. Lembrar-lhes ou repreendê-los para que peçam ajuda não é eficaz, devido à perda de memória de curto prazo.
- Inspeções frequentes dos funcionários podem contribuir para evitar as quedas, mas é evidente que os pacientes não podem ser observados 24 horas por dia.
- Em internações hospitalares por enfermidades agudas, é muito melhor que os pacientes sejam cuidados por familiares ou acompanhantes, não ficando restritos ao leito, uma vez que isso aumenta o risco de lesões.

Avaliação de Quedas e Protocolos de Prevenção

Instituições de longa permanência de responsabilidade utilizam avaliações de quedas e protocolos de prevenção no local. Isso implica a avaliação de aspectos intrínsecos ao paciente, incluindo:
- Diminuição da força muscular
- Prejuízos na marcha, incluindo diminuição do balanço dos braços
- Déficits visuais e sensoriais diversos, tais como os observados em diabéticos
- Medicações que aumentam o risco de quedas

Aspectos extrínsecos ao paciente também são importantes, incluindo:
- Mobília baixa
- Iluminação deficiente
- Desorganização
- Sapatos mal-encaixados
- Superfícies molhadas
- Falta de corrimãos claramente visíveis nas paredes

Em decorrência da existência de uma alta proporção de pacientes com demência que recebem cuidados de longa duração, os pacientes devem ser supervisionados com cautela e o ambiente deve ter seu risco de queda constantemente monitorado. A questão do risco de queda deve ser abertamente discutida com as famílias quando um paciente é admitido na instituição, já que não há como garantir que ele não cairá.

Funcionários prudentes registram o padrão de queda, incluindo hora do dia, localização, atividade na qual o paciente estava envolvido, o que aconteceu antes da queda, relação com os medicamentos, condições médicas, padrão e organização de funcionários. A revisão dessas informações pode contribuir para identificar possíveis soluções ao problema.

CONTINÊNCIA

Um dos desafios mais significativos nos cuidados de pacientes com demência é manter a continência. Nos estágios iniciais, o demente pode urinar-se por não conseguir encontrar o banheiro a tempo ou despir-se com suficiente rapidez. Nos estágios intermediários, ele pode não ser capaz de reconhecer o banheiro ou lembrar-se de como usá-lo. Em estágios mais avançados, o paciente perde a capacidade de reconhecer a necessidade de urinar ou de defecar.

Estratégias para Melhorar a Continência

- Deixe o banheiro visível; mantenha as portas abertas e as luzes acesas.
- Use roupas folgadas e de fácil manipulação.
- Ajude na higiene após a micção, já que é grande o risco de uma infecção do trato urinário.
- Os homens necessitam de exames de próstata de rotina, pois a retenção de urina devido ao aumento da próstata pode levar a uma infecção urinária.
- Os funcionários devem aprender a reconhecer os sinais de que um paciente precisa usar o banheiro e, então, acompanhá-lo. Tais sinais podem incluir inquietação, manifestada, por exemplo quando o paciente fica o tempo todo remexendo as roupas.
- A melhor estratégia é pré-estabelecer um horário para o paciente ir ao banheiro. Isso implica em levá-lo a cada duas horas. Perguntar se ele quer ir ao banheiro muitas vezes resulta em uma

resposta negativa. Em vez de perguntar, apoie o braço dele e diga: "vamos dar um passeio".
• Em estágios avançados, o paciente já não consegue interpretar os sinais de uma bexiga ou de um intestino cheios, de modo que são indicados produtos para incontinência. Os funcionários devem utilizar o termo "roupa íntima" em vez de fralda. A maioria dos adultos resiste às tentativas de trocar a fralda, pois não tem consciência de que precisam delas.

CONSTIPAÇÃO

A redução da mobilidade do paciente, bem como uma dieta deficiente em fibras e líquidos, pode resultar em constipação. Conforme abordado no Capítulo 6, que trata do manejo do comportamento, a primeira indicação de constipação pode ser uma mudança de comportamento. Deve-se analisar cuidadosamente se algum medicamento utilizado tem como efeito colateral a constipação, a exemplo dos sedativos. O primeiro passo para se detectar a causa da constipação é documentar cada episódio de evacuação. Assim que for confirmada, a maioria dos serviços possui um protocolo para resolver a situação. Em nenhuma circunstância, os pacientes devem ser repreendidos por sujar-se.

ADMINISTRAR MEDICAMENTOS

Os idosos tomam muitos medicamentos, mas pode ser um desafio convencer um paciente com demência a aceitá-los. Eles podem argumentar que não precisam de medicamentos, que seu médico não os receitou ou podem simplesmente recusar-se a abrir a boca.

Orientações Gerais para Administração de Medicamentos

• A primeira estratégia é simplesmente oferecer a medicação. Muitas vezes o paciente vai tomá-la.
• A maioria dos medicamentos (com exceção dos de liberação prolongada) pode ser esmagado e colocado em um alimento de que

o paciente goste, como pudim ou gelatina. Use essa abordagem para aqueles que recusarem os medicamentos.
- Argumentar prolongadamente sobre os medicamentos, em geral, piora a resistência do paciente.
- Para diminuir o número de vezes que um paciente é abordado para tomar a medicação, reveja a lista de medicamentos prescritos e elimine os desnecessários.
- Observe que muitos medicamentos estão agora disponíveis no formato de xaropes ou comprimidos de fácil dissolução.

SINAIS VITAIS, RETIRADA DE SANGUE E CUIDADOS COM ÚLCERAS

Orientações Gerais

- Se um paciente resiste a mensurar seus sinais vitais, o melhor é ter duas pessoas presentes; a primeira realiza a mensuração e a segunda conversa e distrai o paciente.
- A retirada de sangue também exige duas pessoas. Segure sobre o outro braço o braço do qual será retirada a amostra. A segunda pessoa conversa com o paciente.
- Quando um paciente resistir a fazer curativos, siga a regra de "medicar antes de manipular". Os analgésicos podem aliviar o desconforto do procedimento que, dessa forma, será realizado de forma rápida e eficaz.
- As talas limitam a mobilidade do braço, o que estabiliza curativos e suturas.
- Quando utilizar a via intravenosa, envolva ambas as extremidades com ataduras, de modo que o paciente não possa ver os tubos. Aglutinantes também são úteis.

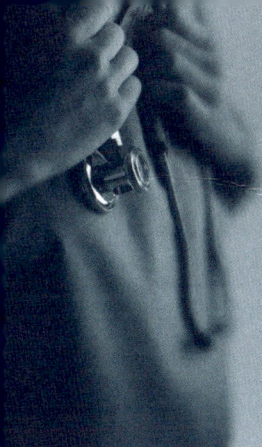

Capítulo 6
MANEJO DE PROBLEMAS COMPORTAMENTAIS

Cynthia D. Steele

Pontos-chave

- **Importância dos problemas comportamentais no cuidado de pacientes com demência**
- **Problemas de comportamento frequentes**
- **Origens das queixas comportamentais**
- **Estratégia 5-D para a resolução de problemas comportamentais**

A demência é caracterizada por prejuízos de cognição e função. Entretanto, muitas vezes o que mais preocupa os familiares e cuidadores profissionais são os problemas comportamentais. Primeiramente, é importante que o enfermeiro perceba que os problemas comportamentais do paciente com demência podem ser manejados.

Considere sempre estes princípios:

1. A gestão de problemas comportamentais é um aspecto importante do cuidado na demência.
2. Há múltiplas causas possíveis e respostas eficazes.
3. As estratégias de tentativa e erro são essenciais.
4. Linguagem simples e interpretação do comportamento observado são essenciais para o processo de avaliação e gestão, devendo ser utilizados de forma consistente por todos os funcionários.

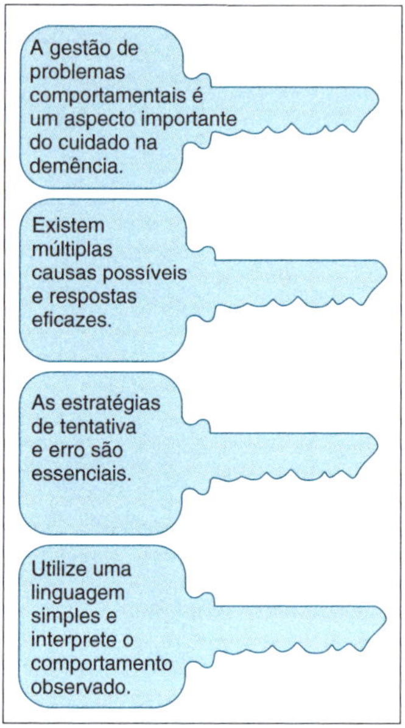

> A gestão de problemas comportamentais é um aspecto importante do cuidado na demência.
>
> Existem múltiplas causas possíveis e respostas eficazes.
>
> As estratégias de tentativa e erro são essenciais.
>
> Utilize uma linguagem simples e interprete o comportamento observado.

Figura 6.1 Chaves do manejo comportamental.

IMPORTÂNCIA DOS PROBLEMAS COMPORTAMENTAIS NO CUIDADO DE PACIENTES COM DEMÊNCIA

Os problemas comportamentais são o foco principal do cuidado na demência, porque são:
- Comuns – mais de 90% dos pacientes apresentam ao menos um problema comportamental.
- Complexos – resultam em dificuldades relevantes para cuidadores, familiares e profissionais.
- A razão mais frequente de consultas a profissionais de saúde (incluindo o pronto-socorro, atenção primária e outros serviços de saúde).
- O motivo mais frequente de institucionalização.
- Motivo comum de alta de serviços como centro-dia ou internação domiciliar.
- Fatores que aumentam os custos do cuidado.

QUEIXAS COMPORTAMENTAIS MAIS FREQUENTES

É essencial que o enfermeiro conheça os problemas comportamentais mais frequentes em pacientes com demência. Em geral, eles são decorrentes dos efeitos da doença no cérebro, não se tratando de má vontade do paciente em cooperar ou se comportar corretamente. As queixas mais comuns são listadas aqui.

- Falta de cooperação
- Recusa em tomar banho
- Recusa em tomar medicamentos
- Resistência aos cuidados
- Tentativas do paciente de sair de um lugar seguro
- O paciente se perde
- Ele grita: "Socorro! Ajudem-me!"
- Ele resiste, bate, arranha, agarra, cospe, dá tapas, chuta
- Ele puxa sondas e acessos intravenosos
- Levanta-se da cama de forma perigosa

Quadro 6.1 Queixas Frequentes a Respeito do Comportamento dos Pacientes

- "Ela diz que não come faz dias, sendo que acabou de tomar café-da-manhã."
- "Falo pra ele se trocar e ele só fica lá sentado."
- "Ele coloca as roupas do avesso."
- "Ele tem costumes horríveis."
- "Eu lhe digo para pegar a camisa e ele não consegue encontrá-la bem na frente dele."
- "Ela se senta à mesa de jantar e tenta comer o guardanapo."
- "Eu não consigo fazê-la levantar da cama pela manhã."
- "Ele diz que o remédio é veneno."
- "Ele tenta tocar os seios da auxiliar de enfermagem."
- "Todo o fim de semana ela não quer trocar de roupa nem comer."

MITOS E VERDADES A RESPEITO DOS PROBLEMAS COMPORTAMENTAIS

Há muitos mitos e verdades a respeito dos problemas comportamentais em pacientes com demência.

MITO: "Os problemas comportamentais aparecem do nada".
VERDADE: "Há sempre um fator desencadeante".
MITO: "Os problemas de comportamento são imprevisíveis".
VERDADE: "Quase sempre há um padrão para o comportamento explosivo".
MITO: "Os problemas comportamentais são apenas atos deliberados de pacientes tentando dificultar a situação".
VERDADE: "Os problemas comportamentais resultam de algo relacionado ao paciente ou a seu ambiente".
MITO: "Nada pode ser feito".
VERDADE: "Há sempre uma resposta, embora as estratégias de tentativa e erro sejam essenciais".

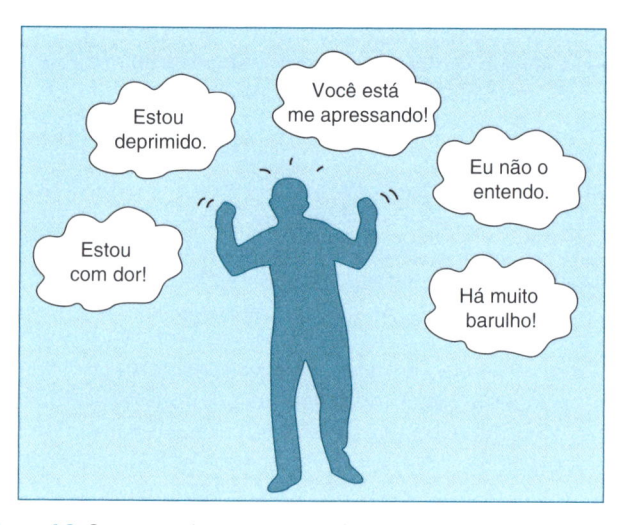

Figura 6.2 O que o paciente está tentando dizer?

ORIGENS E FATORES DE RISCO PARA OS PROBLEMAS COMPORTAMENTAIS

Cinco Domínios

Há cinco domínios que costumam ser relacionados aos problemas comportamentais. Muitas vezes, mais de um domínio está implicado. Uma revisão cuidadosa e sistemática dos domínios possibilita identificar o fator desencadeante de tal comportamento. Isso permite que o enfermeiro planeje uma abordagem racional a fim de diminuir a frequência e a gravidade do problema. Origens e fatores de risco para problemas comportamentais são mais comumente encontrados em uma ou mais destas cinco áreas:

1. Disfunção cognitiva
2. Transtornos psiquiátricos
3. Doenças somáticas
4. Impacto do ambiente
5. Abordagem do cuidador

Cada um dos fatores de risco pode resultar em um comportamento problemático para o cuidador. A seguir, estão descritos os problemas de comportamento associados a cada domínio. As causas dos problemas estão listadas na coluna da esquerda e os comportamentos à direita.

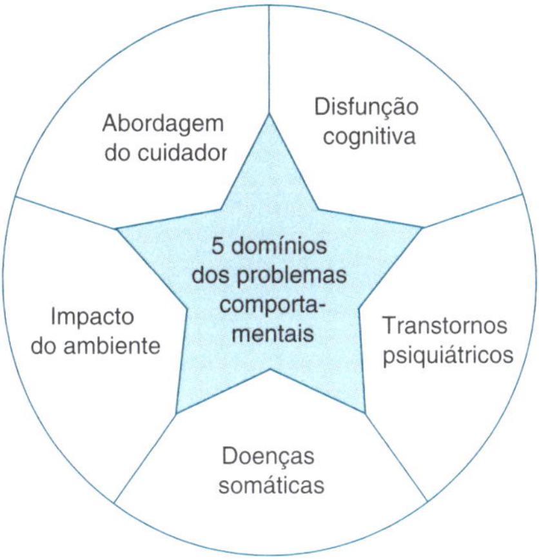

Figura 6.3 Domínios dos problemas comportamentais.

Domínio 1: Disfunção Cognitiva (Os 4 A's)

Problema subjacente	Comportamento comum
• Amnésia: incapacidade de formar novas memórias	• Depois de tomar café da manhã, o paciente diz: "faz dias que não como nada!". • Depois que o marido sai, a paciente diz: "quando meu marido vem me visitar?".
• Afasia: incapacidade de encontrar palavras ou entendê-las	• Pedir a um paciente que troque de roupa e ele continuar sentado, sem reação. • O paciente diz: "eu quero aquilo" e tenta alcançar algo, mas não consegue identificar o que "aquilo" é.
• Apraxia: incapacidade de realizar movimentos motores aprendidos	• O paciente veste incorretamente suas roupas. • O paciente aparenta ter modos horríveis, come com as mãos e recusa-se a usar talheres.
• Agnosia: incapacidade de reconhecer objetos e pessoas	• Pedir a um paciente que coloque a camiseta e ele não conseguir encontrá-la, mesmo estando à vista, a sua frente. • No banheiro, o paciente fica parado em pé ou pode urinar na pia ou tentar lavar as mãos no vaso sanitário. • O paciente senta-se na mesa de jantar e tenta comer o guardanapo.

Domínio 2: Transtornos Psiquiátricos

Problema subjacente	Comportamento comum
• Depressão	• O paciente não quer levantar da cama pela manhã. • Não participa mais de atividades que costumava apreciar. • Chora o tempo todo, mas não está triste. • Perambula no meio da noite, aparentando estar distraído.
• Delírio	• Recusa-se a tomar a medicação, porque diz que está envenenada. • Afirma que outro morador roubou seus pertences. • Não quer ir para o andar de cima, pois acredita que estranhos estão morando lá.
• Alucinação	• Aponta para a cama dizendo que há um animal lá. • Recusa-se a ir para o seu quarto à noite.
• Mania	• Insinua-se sexualmente para o cuidador e o toca de modo inadequado. • Diz para todos saírem porque agora ele é o rei. • Caminha continuamente, mesmo durante a noite, mostra sinais de irritabilidade, fala rapidamente e coloca o rosto muito próximo ao do interlocutor.

Domínio 3: Doenças Somáticas

Problema subjacente	Comportamento comum
• Dor no quadril após uma queda longe da vista de todos	• O paciente agride o cuidador quando ele toca sua perna.
• Deterioração dentária	• Perde peso e não come. Ele afasta quem tenta vistoriar sua boca.
• Constipação	• Come menos e coloca a mão sobre o abdome enquanto toma banho.
• Infecção do trato urinário	• Pede para ir ao banheiro a cada 10 minutos e não urina nada. • A urina nas roupas do paciente é escura e fétida. • Põe a mão na região genital e geme.
• Desconforto ao sentar-se o dia todo na mesma posição	• O paciente tenta levantar e caminha perigosamente.
• *Delirium* decorrente de efeitos colaterais da medicação	• O paciente está sonolento demais para comer.

Domínio 4: Impacto do Ambiente

Problema subjacente	Comportamento comum
• Música alta na sala de jantar	• O paciente não quer ficar no local o tempo necessário para comer.
• Alguém gritando com outra pessoa	• Tenta fugir; esmurra a porta de outro paciente tentando sair.
• Assistir TV à noite	• Liga para a emergência para dizer às autoridades que seu cônjuge foi sequestrado.
• Temperatura muito alta	• Perambula nu pelo quarto.

Domínio 5: Abordagem do Cuidador

Problema subjacente	Comportamento comum
• Funcionário de final de semana destreinado	• Todo o fim de semana, o paciente recusa a vestir-se e a comer. • Administração de medicamentos prescritos para serem usados conforme a necessidade quando funcionários desconhecidos estão de plantão.
• Funcionário exigente, que ameaça o paciente	• O paciente chora durante as refeições quando o funcionário diz que se ele não comer, a comida será levada.
• Muitos comandos dados de uma só vez	• O paciente faz uma etapa da tarefa e para. • O cuidador pede ao enfermeiro medicamentos para o paciente que não coopera.
• Vários cuidadores tentam manter o paciente deitado para um banho de leito	• O paciente morde o braço do cuidador e cospe nele.

É evidente que há muitas razões que fazem com que os pacientes com demência apresentem alto risco para problemas comportamentais. As deficiências cognitivas, os transtornos psiquiátricos comuns, as doenças somáticas, o impacto do ambiente e a abordagem do cuidador em casos de demência resultam no que os cuidadores chamam de comportamento problemático. Existem maneiras sistemáticas de compreender os fatores desencadeantes desse comportamento. Uma vez que tais fatores são identificados, pode-se idealizar um plano racional de cuidados para seu manejo.

ESTRATÉGIA 5-D

Prevenção e Manejo dos Problemas Comportamentais

A estratégia 5-D é uma forma sistemática de compreender logicamente os problemas comportamentais. Estabelece um quadro para o planejamento de como evitar problemas no futuro. A seguir, são descritos os elementos-chave dessa estratégia.

D
escreva-o.
ecodifique-o.
esenvolva um plano de tratamento.
ê início a sua aplicação.
etermine se ele funciona.

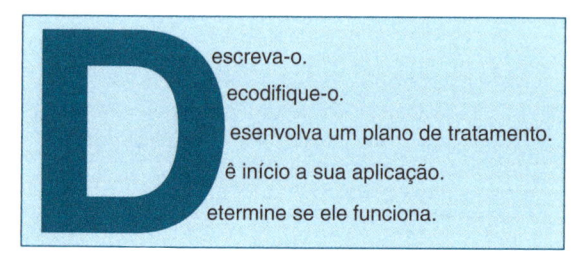

Figura 6.4 Estratégia 5-D.

Para cada comportamento observado:
1. Descreva-o.
2. Decodifique-o.
3. Desenvolva um plano de tratamento.
4. Dê início a sua aplicação.
5. Determine se ele funciona.

Descreva-o

Descrições úteis

Uma das partes mais difíceis da gestão comportamental é descrever precisa e concisamente o comportamento problemático. As descrições úteis incluem apenas os fatos e a resposta a estas perguntas:
- O que você viu e ouviu?
- Onde aconteceu?
- Quando aconteceu?
- O que aconteceu pouco antes de o comportamento ser observado?

- Aconteceu durante uma atividade ou em que circunstâncias?
- Com quem?
- Com que frequência o comportamento ocorre?

Descrições inúteis

Observa-se que uma descrição pobre pode piorar a situação, confundindo e adicionando detalhes alheios e irrelevantes. Evite:
- Declarações vagas: "ela apenas se afastou de mim".
- Declarações de julgamento: "ele sempre foi antipático".
- Declarações de crítica: "eu sei que ela está apenas tentando tornar meu dia pior".

Quadro 6.2 Descrições

Exemplo de descrição útil: A Sra. S estava na sala de jantar com o Sr. R. A televisão estava alta. O Sr. R veio até ela e ficou ali apenas olhando-a. Ela levantou-se e bateu no braço dele com o punho fechado.

Exemplo de descrição inútil: A Sra. S e o Sr. R entraram lá de novo hoje, como sempre. Ela (Sra. S) estava antipática (como sempre) e foi pra cima do Sr. R.

Decodifique-o

Para decodificar um problema de comportamento, identifique todos os domínios que possam estar contribuindo para o problema subjacente. Os domínios são disfunção cognitiva, transtornos psiquiátricos, doença somática, impacto do ambiente e abordagem do cuidador. Faça perguntas que abordem esses aspectos com o fim de identificar o domínio.

Cognição

- Quão prejudicado cognitivamente está o paciente?
- É possível que o paciente tenha interpretado mal as ações de alguém?

- O enfermeiro deve avaliar diretamente as habilidades cognitivas do paciente e determinar se houve uma mudança repentina no comprometimento cognitivo.

Transtornos psiquiátricos

- O paciente desenvolveu um novo transtorno psiquiátrico, como delírio ou depressão?
- O enfermeiro deve entrevistar o paciente pessoalmente para determinar se um novo transtorno está presente.

Doença somática

Lembre-se: a mudança de comportamento costuma ser o primeiro sinal de uma condição médica em desenvolvimento.

- O paciente desenvolveu recentemente uma doença nova?
- Foram prescritos novos medicamentos?
- Existem possíveis fontes de dor levando a irritabilidade?

O enfermeiro deve examinar pessoalmente o paciente e rever seus medicamentos. Observe se as condições crônicas estão estáveis ou se surgiu uma nova condição médica. Examine o paciente, da cabeça aos pés, por inspeção e palpação; inspecione seu corpo inteiro.

Impacto do ambiente

- O que estava acontecendo no ambiente quando o paciente apresentou o comportamento em questão?
- Havia ruídos altos ou programas perturbadores na televisão?
- Havia outros pacientes aborrecidos no local?

Abordagem do cuidador

- Como o cuidador reagiu ao problema de comportamento?
- A reação do cuidador piorou ou melhorou a situação?
- O cuidador desconhece o paciente e suas deficiências?

Desenvolva um Plano de Tratamento

Elabore um plano com base nos resultados da decodificação e da identificação das prováveis fontes do problema comportamental. A abordagem racional, com informações concretas sobre o incidente, pode levar a um plano para começar a lidar com o problema. A equipe clínica deve fornecer uma definição de sucesso. Isso dá à equipe mais confiança de que, se o plano não funcionar, haverá outras tentativas de resolver o problema. Se o problema continuar a ocorrer, veja e revise o plano até que uma resposta eficaz seja identificada. Lembre-se de que a estratégia de tentativa e erro faz parte do processo.

Dê Início a sua Aplicação

Excelentes planos de gestão comportamental costumam falhar devido à falta de implementação consistente. Os planos devem ser escritos em linguagem simples, fornecidos e explicados às pessoas que os implementarão. Essas pessoas são em geral o auxiliar de enfermagem ou o técnico de saúde.

Acompanhando o plano de tratamento

O sucesso ou o fracasso do plano devem ser discutidos entre os cuidadores nas trocas de turno, a fim de determinar se o plano necessita ser modificado. A simples monitoração dos resultados pode ser realizada em uma folha de papel milimetrado, anexada aos registros do auxiliar de enfermagem, com quadros para cada mudança de turno. O cuidador indica com um "+" ou um "-" se o comportamento ocorreu ou não.

Lidando com os turnos flutuantes

Um plano sucinto é especialmente importante para funcionários que trabalham em turno flutuante* ou apenas ocasionalmente. Funcionários terceirizados de fim de semana também devem estar a par do plano.

Papel do enfermeiro-líder

Uma vez que o sucesso do plano muitas vezes depende de questões sutis, como a forma de cumprimentar e abordar um paciente, o bom enfermeiro ou líder de equipe deve estar disposto a demonstrar a abordagem correta e permitir que os funcionários a observem. O líder de enfermagem que não estiver disposto a se engajar em um caso que envolva um paciente difícil perderá rapidamente a credibilidade dos funcionários e eles estarão menos propensos a seguir o plano sugerido. Visto que a maioria dos problemas comportamentais

---

* N. de R. T.: Aqueles com contratos temporários terceirizados.

ocorre durante o banho, o líder eficaz deve estar disposto a molhar-se junto com o ajudante. Deve-se elogiar as tentativas consistentes de implementação do plano, mesmo que elas falhem.

Determine se o Plano Funciona

Usando a definição de sucesso escolhida pela equipe clínica, determine se o plano está reduzindo ou eliminando o problema comportamental. Estratégias de tentativa e erro fazem parte do processo. Um plano de emergência também deve ser delineado, principalmente quando os pacientes são agressivos. Um exemplo de plano de emergência é: "se o plano é colocado em prática e o paciente agride os funcionários mais duas vezes, o psiquiatra será chamado e diferentes alternativas serão consideradas".

Utilize o plano alternativo não apenas para eliminar o comportamento, mas também para evitar que os funcionários se sintam desmoralizados e acreditem que o problema nunca será solucionado. Funcionários desmoralizados estão mais propensos a responder aos pacientes e, por fim, se recusarão a atender um paciente problemático ou pedirão demissão.

Em suma, a melhor maneira de lidar com problemas comportamentais é ajustar suas expectativas às habilidades do paciente, reconhecer e tratar distúrbios físicos e transtornos psiquiátricos, adequar o ambiente à condição do paciente e refinar a abordagem do cuidador.

ILUSTRAÇÃO DA ESTRATÉGIA 5-D

Problema Comportamental

O volume da televisão na sala de jantar estava alto. A Sra. S estava na sala de jantar com o Sr. R, quando este se aproximou e começou a olhar para ela. A Sra. S se levantou e bateu no braço do Sr. R com o punho fechado.

Descrevendo o Comportamento

A Sra. S estava na sala de jantar com o Sr. R. A televisão estava alta. O Sr. R veio até ela e ficou ali apenas olhando para ela. Ela levantou-se e bateu no braço dele com o punho fechado.

Decodificando o Comportamento

A demência do Sr. R progrediu ao ponto de ele já não se comunicar verbalmente. A Sra. S desenvolveu um transtorno delirante que fez com que ela acredite que todos os homens a machucarão". Uma revisão do comportamento da cuidadora revelou que ela gritou: "Sra. S, ele não vai machucá-la, você está sendo cruel. Pare com isso!". Isso fez com que a paciente se sentisse ainda mais amedrontada e ameaçada.

Desenvolvendo o Tratamento

Fatores desencadeantes identificados:
- A Sra. S estava sofrendo de um delírio de que todos os homens a feririam. A presença do Sr. R a assustava.
- O Sr. R era mudo e não podia conversar com a Sra. S.
- A cuidadora criticou a Sra. S, fazendo-a sentir-se mais ameaçada.

Uma reunião é realizada quando o incidente é discutido e os fatores desencadeantes são identificados. É idealizado o plano a seguir:
1. Depois de ambos os pacientes serem avaliados para a detecção de doenças somáticas emergentes e nada ser encontrado, a Sra. S foi avaliada por um psiquiatra para confirmar a presença de um transtorno delirante com necessidades de tratamento medicamentoso. Se o tratamento incluir psicotrópicos, seus efeitos colaterais serão monitorados.
2. Temporariamente, a Sra. S ficará em uma sala de jantar em uma área apenas com mulheres.
3. Se um homem aproximar-se dela, será redirecionado pelos funcionários.
4. A televisão da sala de jantar será desligada para reduzir a confusão de ruídos.
5. Esse plano será escrito e comunicado a todos os funcionários, incluindo os de fim de semana e os terceirizados.
6. Em uma reunião agendada para a próxima semana, o enfermeiro supervisor relatará os progressos do plano e serão feitas as adequações necessárias.
7. O enfermeiro supervisor redirecionará os pacientes do sexo masculino para longe da Sra. S e também demonstrará como dar garantias à Sra. S de que ela está segura.

8. Se um paciente do sexo masculino aproximar-se e não puder ser retirado, a Sra. S será acompanhada para outro local.
9. O plano terá êxito se o comportamento agressivo da Sra. S na sala de jantar for reduzido em 50% na primeira semana.

Dê Início a sua Aplicação

O plano é entregue a todos os membros da equipe, incluindo os funcionários de fim de semana. Ele é explicado a todos e o líder solicita que o plano seja implementado.

Determine se o Plano Funciona

Depois de uma semana, os membros da equipe revisam o plano. O comportamento agressivo da Sra. S na sala de jantar foi reduzido em 90%. Apesar de ter ocorrido um incidente, este ocorreu em decorrência de má comunicação entre os funcionários terceirizados que estavam trabalhando na sala de jantar.

GESTÃO DE COMPORTAMENTOS AGRESSIVOS

Alguns comportamentos são fáceis de ignorar, enquanto outros requerem análise e resolução. Os comportamentos agressivos podem gerar situações que perturbam tanto os funcionários quanto os pacientes.

Informações Gerais

Comportamento agressivo é definido como:

> Qualquer comportamento que ameace ou cause um prejuízo a quem o exerceu, aos outros ou aos objetos ao redor. O comportamento agressivo inclui chutar, bater, morder, agarrar, cuspir e dar tapas, além de outras ações violentas.

A importância do comportamento agressivo reside no fato de que, uma vez que um paciente é descrito como agressivo, o funcionário pode evitá-lo. Alguns funcionários podem inclusive recusar-se a atender tais doentes.

- O comportamento agressivo ocorre com mais frequência durante os cuidados pessoais diretos. Os auxiliares de enfermagem e os membros da família estão mais predispostos a serem agredidos.
- É uma razão que costuma fazer com que uma instalação ou um serviço dê alta a um paciente.
- Certamente pode estar ligada à escolha dos cuidadores de mudar de emprego se sentirem que não existe uma resposta ou uma maneira de evitar esse tipo de comportamento.

Ideias e Pequenas Dicas

Às vezes pode ser óbvio que um paciente esteja evoluindo para um episódio agressivo. Indicadores dessa evolução incluem:
- Tensão muscular
- Inquietação, hiperestimulação
- Testa franzida, rosto aparentando raiva
- Voz alta (ameaçadora ou não)

Consulte a Tabela 6.1 para as respostas apropriadas a uma agressão eminente.

Lembre-se de que é sempre mais fácil transferir os que estão em risco do que remover um paciente perturbado. Quando todos da equipe de saúde estão treinados para responder à agressão, podem agir de forma coordenada e, muitas vezes, evitar qualquer dano ou a necessidade de transferir o paciente.

Tabela 6.1 Ciclo de evolução e resposta adequada

Comportamento do paciente	Resposta do funcionário
Ansioso, irritado	Tranquilize, toque com suavidade.
Raivoso	Ouça mas não toque. Dê espaço.
Hostil	Comece traçando um plano de ação, avalie o ambiente buscando por pessoas em situação de risco.
Agressivo	Permita que o paciente se acalme, se possível. Se não, utilize controle físico inofensivo para evitar danos ao paciente e àqueles que estão ao seu redor.

Dicas para Reduzir a Agressividade

- Reduzir ruídos.
- Não fazer alarde.
- Reduzir a iluminação.
- Eliminar qualquer coisa que o paciente possa perceber como uma ameaça, como um som alto.
- Evitar sobrecarregar um paciente, pois muitas vezes isso pode resultar em uma reação exagerada.
- Permitir que apenas uma pessoa fale com o paciente.

Tente evitar a administração de sedativos prescritos para serem usados conforme a necessidade. Embora esses medicamentos em geral levem à sedação, algumas vezes fazem com que o paciente se torne ainda mais confuso e não resolvem o problema.

O enfermeiro e seus auxiliares podem querer assistir a uma aula para aprender a realizar "imobilizações seguras" ou "imobilizações cautelosas". Trata-se de um método para imobilizar o paciente de modo que ele não possa ferir a si mesmo ou aos outros. Isso permite que ele seja transferido para um local seguro.

GESTÃO DE COMPORTAMENTOS SEXUAIS

Uma Análise Cuidadosa É Essencial

A equipe de saúde pode ter muito receio do comportamento sexual que pode ser exibido por um paciente demente. Antes de rotular um comportamento como sendo de natureza sexual, é necessária uma análise cuidadosa. Por exemplo, um paciente do sexo masculino com apraxia pode sair do banheiro com sua genitália exposta devido às limitações que o impedem de fechar sua calça.

É importante entender que todas as pessoas buscam contato humano e companheirismo. Em uma instituição de longa permanência para idosos ou um lar de terceira idade, isso pode gerar problemas. Por exemplo, um paciente com demência pode, equivocadamente, identificar um colega como sendo seu cônjuge ou, ainda, pode tentar um contato físico íntimo com alguém muito debilitado para dar seu consentimento.

Interpretações Equivocadas do Paciente

Não é incomum que os pacientes interpretem as ações de um funcionário como sexualmente convidativas. Isso pode ocorrer quando o funcionário se refere ao paciente como "meu bem" ou "querido" ou o abraça.

Os membros da equipe devem estar vigilantes em relação a como abordam os pacientes. Se uma funcionária do sexo feminino inclina-se sobre um cadeirante, ela pode inadvertidamente colocar os seios no rosto do paciente, que pode então apalpá-la. Antes de rotular o paciente como tendo um desvio no comportamento sexual, deve-se repensar a situação, abordando o paciente pela lateral.

Respostas Adequadas

É sempre adequado dizer a um paciente: "Pare. Sou seu auxiliar de enfermagem, este comportamento não é adequado". Em alguns casos, pode-se cogitar a realização de tratamento hormonal, em geral em casos de homens sexualmente agressivos.

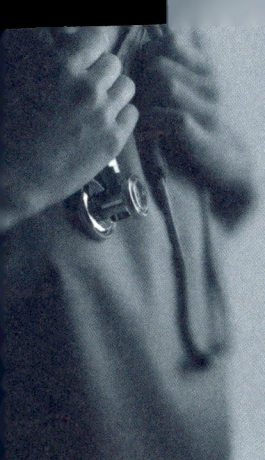

Capítulo 7
DESENVOLVIMENTO DE ATIVIDADES

Cynthia Steele
Stephen D. Vozzella, ACC, BA

Pontos-chave
- Benefícios das atividades para pacientes com demência
- Avaliando os interesses de um paciente
- Como planejar, conduzir e avaliar as atividades
- Atividades adequadas a todas as fases da demência

As pessoas com demência beneficiam-se muito do envolvimento em atividades.[1] Por se tratar de uma parte fundamental da vida, as atividades devem ser incorporadas a todos os estabelecimentos de saúde, tanto hospitais e instituições de longa permanência para idosos quanto atendimento domiciliar. Qualquer um pode propor uma atividade a um paciente, o que não precisa necessariamente ser um empreendimento caro e moroso.

BENEFÍCIOS DAS ATIVIDADES

As atividades são uma importante parte do dia de uma pessoa, sendo tão essenciais quanto medicamentos, tratamento e repouso. Para um paciente com demência, as atividades devem ser consideradas como uma prescrição médica. Trata-se de uma parte particularmente importante do dia do paciente com demência, uma vez que ele pode:
- Ter-se esquecido de QUAIS atividades gostava
- Esquecer-se de COMO REALIZAR as atividades de que gosta

- Ser incapaz de PLANEJAR atividades para si mesmo
  As atividades proporcionam os seguintes benefícios aos indivíduos com demência:
- Relaxamento
- Alívio do estresse
- Contentamento pela realização[2]
- Motivação
- Criatividade
- Companheirismo (se ele desejar)
- Espiritualidade
- Condicionamento físico

AVALIAÇÃO DAS NECESSIDADES DE ATIVIDADE DE UM PACIENTE COM DEMÊNCIA

A avaliação individualizada do paciente é fundamental para identificar o que ele apreciava previamente e qual sua atual capacidade funcional. Para terem êxito, as atividades devem ser personalizadas. Informações sobre o passado de um indivíduo podem fornecer dicas que ajudam nos problemas atuais.

Como Realizar uma Avaliação

1. Entreviste pessoas que conhecem o paciente

- Converse com familiares que conviveram com o paciente por períodos prolongados.
- Converse com o paciente.
- Se não houver familiares próximos, converse com amigos que conheçam o paciente há bastante tempo.

2. Saiba mais sobre a história pessoal do paciente

- LOCAL DE NASCIMENTO. Pessoas com demência geralmente se identificam com sua cidade natal.
- LOCAIS ONDE VIVEU. Pessoas com demência tendem a se lembrar dos lugares em que viviam quando adolescentes ou quando tinham cerca de 20 anos.

- FAMILIARES E AMIGOS. Pessoas com demência podem recordar nomes de cônjuges, pais, filhos, netos (mas não espere que eles se lembrem quantos eram ou todos os seus nomes).
- OCUPAÇÃO. Pessoas com demência podem lembrar-se de uma antiga profissão, em particular aquela que tenha exercido por bastante tempo ou a que exercia quando jovem.
- LÍNGUA. Pessoas com demência tendem a utilizar a primeira língua que aprenderam.
- EDUCAÇÃO. Saiba os nomes das escolas do paciente e das áreas de estudo de seu interesse; ele pode reconhecer uma canção da pré-escola ou um mascote.
- ALIMENTOS. Descubra se a pessoa tem alergias alimentares e qual sua comida favorita (essa pode ser a única coisa que ele aceita comer).
- DIA TÍPICO. Determine como a pessoa prefere passar o dia – dormindo, cochilando, ficando acordado até tarde, ocupando-se o tempo todo?
- EVENTOS IMPORTANTES. Descubra os eventos significativos da vida do paciente; isso pode ser tema de conversas futuras.
- VISÃO. Identifique o tipo de auxílio visual que a pessoa precisará para participar de uma atividade.
- AUDIÇÃO. Identifique o tipo de assistência relacionada à audição que a pessoa necessitará para participar de uma atividade.
- MÃO DOMINANTE. Determine qual mão a pessoa usa para escrever e qual é a mão dominante; isso ajuda a identificar se a pessoa precisa de ajuda física para participar das atividades.

3. Identifique atividades de interesse

Pacientes com demência costumam demonstrar interesse por atividades-surpresa e por diversas tarefas. Utilize a seguinte lista de possíveis atividades a fim de identificar as mais adequadas para um paciente em particular. Ver o Quadro 7.1, "Codificando interesses".

- Livros
- Atualidades
- Jornal
- Crochê
- Costura
- Tricô
- Lembrança de histórias antigas
- Confraternização
- Espiritualidade
- Revistas

- Colecionar
- TV
- Rádio
- Cinema
- Gatos
- Cães
- Outros animais de estimação
- Compras
- Bingo
- Jogos de carta
- Jogos de tabuleiro
- Palavras cruzadas
- Quebra-cabeças
- Panificação
- Culinária
- Pequenas tarefas, ocupações
- Desenhos
- Arranjos de flores
- Pintura
- Fotografia
- Outras artes
- Escrever
- Computação
- Jardinagem
- Plantas domésticas
- Eventos
- Viagens
- Clubes
- Política
- Organizações
- Voluntariado
- Humor
- Interação com pessoas de diferentes idades
- Concertos
- Ópera
- Jogos
- Ouvir música
- Boliche
- Dança
- Exercícios físicos
- Golfe
- Fã de esportes
- Natação
- Tênis
- Outros esportes
- Caminhada
- Atividades ao ar livre
- Outras atividades

4. Determine as habilidades atuais do paciente

- Independente. Pode iniciar suas próprias atividades.
- Dependente. Precisa de ajuda para realizar atividades.
- Observador ativo. Observa atividades, comenta, tem expressão.
- Observador passivo. Observa parte do tempo, não emite comentários verbais nem expressões não verbais.
- Passivo não perceptivo. Não percebe quando a atividade está ocorrendo.
- Recusador. Não quer participar de nada.

> **Quadro 7.1 Codificando Interesses**
>
> É importante observar se o paciente gosta das áreas indicadas e qual é, especificamente, o interesse. Por exemplo, se ele diz que gosta de jogar cartas, descubra exatamente de que jogo ele gosta. Também é importante observar o interesse, mesmo que a pessoa não realize mais a atividade.
>
> Exemplo:
>
> - Baralho P: Antigamente, gostava de jogar paciência.
> - Tênis N: Nunca se interessou.
> - Música A: Atualmente gosta de ouvir Frank Sinatra.
>
> *Codificação: A, interesse atual; P, interesse do passado; N, nunca se interessou.*

5. Revise a avaliação e desenvolva um plano

- De que atividades o paciente gosta?
- Como as atividades devem ser adaptadas à capacidade funcional atual do paciente?
- De que tipo de auxílio ele precisa para participar da atividade?
- Em lares de terceira idade ou instituições de longa permanência, deve-se criar um plano interdisciplinar para o dia inteiro. Esse plano deve incluir horários de sono, atividades favoritas, amigos importantes e membros da família, horários de ir ao banheiro, bem como necessidades de alimentação, higiene, banho e vestuário. No hospital, atividades espontâneas ou não supervisionadas podem ser suficientes.

SELECIONANDO ATIVIDADES

No ambiente hospitalar, não é necessário uma grande equipe ou material dispendioso para proporcionar atividades aos pacientes com demência.

É útil proporcionar prazer em atividades rotineiras, tais como sentar-se e conversar com o paciente sobre o quadro na parede ou tomar um cafezinho. Atividades não supervisionadas, como colocar um objeto ou uma revista no colo ou nas mãos da pessoa, são formas eficazes de evitar que ele saia do leito ou puxe as sondas.

Nas instituições de cuidados prolongados, são bem-vindas tanto atividades simples como mais elaboradas. Um exemplo de atividade simples é entregar ao paciente uma carteira ou uma bolsa, a fim de que ele tenha algo para segurar e um local para guardar pequenos objetos. Uma atividade elaborada pode ser levar o paciente para um passeio. Em cuidados de longa duração, um enfermeiro ou um funcionário designado a desenvolver atividades deve elaborar um plano para cada paciente.

Quadro 7.2 Conduzindo os Pacientes Para uma Atividade

Alguns pacientes com demência se recusarão a participar de atividades quando convidados. Às vezes ele pode não ter entendido a pergunta, então dirá "não". A melhor abordagem é colocar seu convite no formato de uma declaração simples, em vez de uma pergunta.

DIGA: "vamos dar um passeio" ou "vamos nos divertir".

NÃO DIGA: "você quer dar uma caminhada?" ou "você quer participar de uma atividade divertida?".

SEIS CATEGORIAS DE ATIVIDADES

As atividades adequadas às pessoas com demência podem ser organizadas em seis categorias: intelectuais, espirituais, físicas, sociais, criativas e recreativas. O plano ideal permite que o paciente participe de atividades de tantas categorias quanto possível.

Intelectuais

- Leituras em voz alta
- Biografias

- Livros em áudio
- Apresentações de eslaides
- Jogos como "que música é essa?"
- Atualidades
- Curiosidades

Espirituais

- Pregação religiosa via rádio
- Livros de oração
- Visitas de religiosos
- Bíblia em áudio
- Estudo de textos religiosos
- Gravações com canções espirituais ou hinos

Físicas

- Jogo da cadeira
- Dança – em pé ou na cadeira
- Basquetebol
- Natação
- Golfe – arremessar bolas de golfe
- Jogos com balão
- Caminhadas

Sociais

- Chá de confraternização
- Limonada de confraternização
- Festa do *milkshake*
- *Happy hour* – com bebidas sem álcool
- Grupos de discussão
- Relembrar histórias antigas
- Apresentações ao vivo
- Reunião com amigos

Criativas

- Pintura com números
- Cerâmica

- Culinária
- Arranjos com flores
- Panificação
- Colagens

Recreativas
- Passeios a locais de interesse
- *Karaoke*
- Bingo
- Estimulação sensorial
- Tanques de peixes
- Plantas
- Paisagens
- Aves
- Música

PLANEJANDO UMA ATIVIDADE

Planejar com antecedência é a melhor maneira de garantir que uma atividade tenha êxito. Se o funcionário ou enfermeiro já avaliou os interesses do paciente, o próximo passo é encontrar recursos para planejar as atividades que dizem respeito a tais interesses e habilidades.

Recursos para o Planejamento das Atividades
- Avaliação prévia da atividade
- Internet
- Biblioteca
- Lojas de artigos usados
- Sótão
- Jornais
- Revistas

Planejando uma Atividade
- Planeje com antecedência.
- Planeje considerando os interesses do paciente.
- Planeje incrementos de meia hora na atividade.

Cuidados na Demência 115

Quadro 7.3 Como Adaptar uma Atividade (em Instituições de Longa Permanência)

Existem muitas maneiras criativas de se adaptar as atividades às habilidades de um paciente, como no exemplo a seguir, de um paciente que gosta de pesca. No hospital, você pode dar-lhe uma revista sobre pesca.

- Estágios iniciais – leve o paciente a um local de pesca na região: ajude colocando a isca no anzol.
- Estágios intermediários – Assista e converse a respeito de programas de pesca: pesque dentro de casa, usando uma vara com ímã e peixes de papel com clipes na ponta, que atraem o ímã.
- Estágios avançados – Veja fotos de pesca, toque a vara de pesca, vá a um passeio panorâmico que inclua paradas em locais de pesca.

Importante: É sempre benéfico manter a atividade o mais simples possível. Encontre um modo de sempre dividir a atividade em etapas e fazer uma coisa de cada vez.

Quadro 7.4 Como Adaptar uma Atividade (em Ambiente Hospitalar)

Para adaptar uma atividade ao ambiente hospitalar, simplifique e divida a tarefa em etapas, de acordo com o nível de habilidade do paciente e com os limites de espaço e os recursos do local. A seguir, o exemplo de uma pessoa que gosta de tocar piano.

- Estágios iniciais – Traga um teclado portátil e coloque no colo do paciente para que ele possa tocar na cama ou sentado em uma cadeira.
- Estágios intermediários – Discuta a respeito de canções favoritas para tocar ao piano, pianistas famosos, curiosidades sobre música; relembre como a pessoa aprendeu a tocar. Por exemplo, diga: "quantos de vocês gostam de Frank Sinatra?" ou "qual era sua canção favorita?".
- Estágios avançados – Escute peças de piano, veja fotos de pianistas famosos, veja fotos de diferentes estilos de pianos.

Importante: É sempre benéfico manter a atividade o mais simples possível. Encontre um modo de sempre dividir a atividade em etapas e fazer uma coisa de cada vez.

- Tenha um plano de emergência, tal como jogos com balão, histórias curtas, fotos de viagem ou algo que chame a atenção do paciente.
- Adapte uma atividade que seja da preferência do paciente.

LIDERANDO UMA ATIVIDADE

Tipos de Atividades que os Enfermeiros Podem Conduzir

- Grupal – atividade com duas ou mais pessoas
- Individual – atividade com uma pessoa
- Não supervisionada – atividade em que o cuidador apenas comunica o que fazer e deixa os pacientes executando
- Espontânea – atividade improvisada que surge de um olhar ao redor do quarto ou de conversas sobre uma foto de família, do ato de cantar uma canção do rádio ou de ler uma história em uma revista.
- Ambientais – atividades que envolvem tanques de peixe, pinturas, plantas, músicas, etc.

Liderando Atividades em Grupo

Antes de começar

- Prepare o material necessário.
- Escolha um lugar tranquilo para a atividade, desligue televisões ou rádios e reduza os ruídos externos. (Atividade individual – escolha um local familiar à pessoa ou com imagens e objetos familiares).
- Não utilize uma mesa, a menos que seja necessário. Retire o paciente das proximidades dela. (Atividade em grupo – sente as pessoas em círculo ou semicírculo).
- Tenha um plano de emergência, como jogo com balão, histórias curtas, fotos de viagem ou algo que você saiba que nunca vai falhar.
- Certifique-se de que a temperatura ambiente é confortável; ela deve ser mais quente do que fria.
- Quando em grupo, não mantenha próximas pessoas que não se entendem bem.

- Remova luzes ou brilhos incômodos.
- Coloque pessoas com deficiência auditiva sentadas perto do líder ou utilizando dispositivos de adaptação, como um amplificador.

Enquanto você lidera

- Seja paciente.
- Seja enérgico.
- Dê as boas vindas a todos de um modo adequado ao tipo de pacientes do grupo.
- Apresente-se.
- Dê a cada pessoa a oportunidade de se apresentar. Apresente os que não forem capazes de fazê-lo.
- Apresente a atividade.
- Dê a cada pessoa uma chance de participar.
- Estratifique a atividade em tantas etapas quantas forem possíveis e elogie cada etapa concluída.
- Fale devagar e claramente.
- Conheça a linguagem corporal – a linguagem não verbal é tão importante quanto as palavras.
- Conclua a atividade com uma pergunta – por exemplo: "você faria essa atividade de novo?" ou "você gostou dessa atividade?".
- Observe o processo – observe a participação dos pacientes para depois tomar nota. Use essas informações para avaliar se há necessidade de modificar a atividade, caso ela venha a ser repetida.
- Agradeça a cada pessoa por participar.

Após o término da atividade

Nas instituições de cuidados prolongados, o registro é muito importante. Isso é feito observando-se o nível de participação do paciente, a quantidade de ajuda necessária e o quanto ele aparentemente desfrutou da atividade. As legendas descritas no Quadro 7.5 permitem uma documentação subjetiva, mas oportuna.

Quadro 7.5 Documentando uma Atividade

Índice de participação de Copper Ridge [3]

Participação:

- I = participação independente; o participante inicia a atividade
- D = participa com assistência
- AO = observador ativo; comenta, tem expressão facial
- PO = observador passivo
- PU = passivo inconsciente
- R = recusador

Ajuda:

- Min = quantidades mínimas de ajuda necessária para o participante. Ajuda necessária em 0-33% do tempo.
- Mod = quantidades moderadas de ajuda necessária para o participante. Ajuda necessária em 34-66% do tempo.
- Max = quantidades máximas de ajuda necessária para o participante. Ajuda necessária em 67-100% do tempo.

Avaliação da diversão do paciente:

- 1 = não gostou da atividade
- 2 = sem resposta; influência nula
- 3 = diversão mínima
- 4 = diversão moderada
- 5 = diversão máxima

COMO AVALIAR UMA ATIVIDADE

A avaliação de uma atividade proporciona ao enfermeiro importantes informações para, no futuro, selecionar atividades de sucesso. As atividades podem ser avaliadas em relação a preparação do líder, realização da atividade, participação e diversão do paciente. Os formulários das Figuras 7.1 e 7.2 são úteis para avaliar atividades em grupo ou individuais.

Atividade _____

Atividade liderada por _____

	Sim	Não	Indisponível	Comentários
É evidente a preparação prévia da atividade. A meta está de acordo.				
Acomodação dos participantes sentados em círculos				
O tamanho do grupo é apropriado para o que foi planejado				
Realizou-se a tentativa de incluir cada pessoa do grupo				
O programa é voltado para o sucesso				
O volume de voz e a entonação do líder aumentam a participação				
O programa incentiva a independência				
A área é suficientemente grande				
O programa não tem interrupções				
Os participantes do grupo demonstram interesse pela atividade				
São realizadas modificações no programa a fim de acomodar as necessidades especiais dos participantes				
Os participantes são redirecionados pelos funcionários, são utilizadas intervenções apropriadas				

Figura 7.1 Avaliando uma atividade em grupo.

Atividade _____

Atividade liderada por _____

	Sim	Não	Indisponível	Comentários
É evidente a preparação prévia da atividade. A meta está de acordo.				
O programa é voltado para o sucesso				
O volume de voz e entonação do líder aumentam a participação				
O programa incentiva a independência				
A área é suficientemente grande				
O programa não tem interrupções				
O participante demonstra interesse pela atividade				
São realizadas modificações no programa a fim de acomodar as necessidades especiais do participante				
O participante é redirecionado pelo líder da atividade, o qual utiliza intervenções apropriadas				

Figura 7.2 Avaliando uma atividade individual.

ATIVIDADES DE SUCESSO NOS ESTÁGIOS INICIAL, INTERMEDIÁRIO E AVANÇADO DA DEMÊNCIA

Atividades para Capacidade Funcional Alta

- Exercitar-se – opcionalmente, em pé
- Hidroginástica
- Aula de pintura
- Pintura com tinta vitral em cerâmica
- Visitas a museus
- Palavras cruzadas
- Discussão de artigos de jornais recentes
- Bingo
- Passeios de compras
- Leitura para crianças
- Quebra-cabeças
- Estudos bíblicos
- Jogos de computador
- Jogos de carta
- Golfe

Atividades para Capacidade Funcional Moderada

- Pintura com aquarela
- Pintura opaca em cerâmica
- Rememoração de eventos históricos
- Panificação e preparação de receitas culinárias simples
- Grupos de caminhadas
- Arremesso de bolas de golfe
- Recitação de orações
- Curiosidades musicais (dê-lhes metade da resposta)
- Viagens a restaurantes
- Regar as plantas
- Dobrar roupas, papéis, etc.
- Lavar o carro

Atividades para Capacidade Funcional Baixa

Estas atividades são adequadas para pessoas que estão restritas ao leito:
- Massagens manuais
- Cheirar especiarias
- Ver fotos de pessoas do passado
- Ouvir música
- Cantar junto com a música
- Preparar pudins, gelatinas, molhos de maçã
- Atirar bolas ou balões
- Fazer a dança da cadeira
- Realizar caminhadas curtas
- Ler orações, cantar hinos

ATIVIDADES PARA PESSOAS COM PROBLEMAS COMPORTAMENTAIS

Algumas pessoas com demência apresentam problemas de comportamento. A avaliação da atividade pode auxiliar o enfermeiro ou o funcionário a planejar atividades específicas para um determinado comportamento individual. As atividades sugeridas a seguir ajudam na resolução de diferentes problemas comportamentais. Experimente várias abordagens diferentes, até encontrar uma que seja bem-sucedida.

Paciente que Perambula
- Dê-lhe uma revista ou um livro
- CD e fones de ouvido para estimulação
- Massagem
- Bicicleta estacionária
- Leve a pessoa para uma caminhada

Paciente que Grita
- Fones de ouvido para a música
- Bicho de pelúcia ou boneca para o conforto
- Massagem

- Ofereça-se para atividades em particular

Paciente que Realiza Movimentos Repetitivos – Retira Curativos, Sondas, etc.

- Revistas
- Animais ou bonecos de pelúcia
- Quebra-cabeças tridimensionais manuais
- Bola
- Balão

Paciente Ansioso

Atividades em família podem ajudar.
- Dançar
- Picar queijo
- Caminhar
- Arremessar bolas de beisebol
- Pintar
- Fazer terapia com animais
- Relembrar histórias antigas
- Ver imagens curiosas
- Ver baralho com figuras

REFERÊNCIAS

1. Bowlby C. *Therapeutic Activities with Persons Disabled by Alzheimer disease and Related Disorders.* Gaithersburg, MD: Aspen; 1993.
2. Zgola JM. *Care That Works: A Relationship Approach to Persons with Dementia.* Baltimore: John Hopkins University Press; 1999.
3. Politis AM, Vozzella S, Mayer LS, Onyike CU, Baker AS, Lyketsos CG. A randomized, controlled, clinical trial of activity therapy for apathy in patients with dementia residing in long-term care. *Int J Geriatr Psychiatry.* 19:1087-1094; 2004.

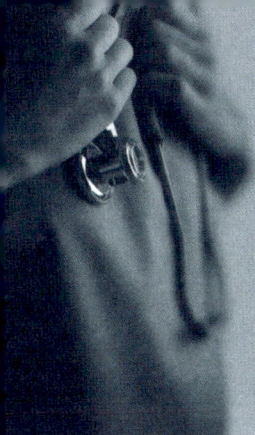

Capítulo 8
APOIO AOS FAMILIARES

Cynthia Steele

Pontos-chave
- **Desafios característicos do cuidador principal**
- **Coletando informações dos cuidadores**
- **Educando e orientando os cuidadores**
- **Identificando os recursos da comunidade**
- **Fornecendo apoio emocional**

Os membros da família desempenham um papel crucial no bem-estar do paciente com demência. Independentemente de ele residir em uma unidade de cuidados residenciais ou estar temporariamente no hospital, os familiares são a principal fonte de informações a respeito do paciente, sendo responsáveis pelo cuidado complementar. É importante que os enfermeiros compreendam o impacto profundo que a demência causa sobre os cuidadores e os familiares em geral. Um enfermeiro eficiente deve fornecer informações e apoio ao cuidador do paciente com demência.

CUIDADORES DE PACIENTES COM DEMÊNCIA
Cuidador Principal

A maior parte do cuidado fornecido a pacientes com demência é realizado pelos cuidadores. Quem são eles?
- A maioria é constituída por mulheres (esposas, filhas e noras).

- Muitos abandonam ou reduzem sua carga de trabalhos para realizar os cuidados.
- A maior parte dos cuidados é prestada por fontes privadas e não remuneradas e não por cuidadores contratados.

Geralmente, há um "cuidador principal", que realiza a maior parte dos cuidados, estando sujeito à sobrecarga associada ao cuidado constante. Não há um padrão para os cuidadores; cada pessoa enfrenta os desafios do cuidado de um modo próprio, o qual deve ser compreendido.

Desafios Particulares

Como a maioria das demências tem um início gradual, muitos cuidadores não reconhecem que há um problema significativo com um membro da família, até que ocorra uma crise. A pessoa com demência pode perder-se dentro de casa ou deixar uma panela queimando no fogão. O indivíduo pode tornar-se desorientado e irritado quando tirado de sua rotina habitual.

A hospitalização piora ainda mais a situação do paciente com demência, em decorrência de ruídos constantes, presença de pessoas desconhecidas, medicamentos sedativos e perturbações na homeostasia, os quais são provenientes da própria doença e da anes-

Quadro 8.1 Episódios que Podem Evidenciar os Prejuízos da Demência

- Mudanças de rotina
- Morte de um cuidador
- Mudança para hospital ou instituição de cuidado em tempo integral
- Lida com estranhos
- Ambiente hospitalar
- Medicamentos sedativos
- Doença
- Anestesia

tesia. Muitas famílias se convencem de que "a cirurgia causou a demência", pois foi só no pós-operatório que a demência se tornou aparente. Não é incomum que as famílias descubram os prejuízos cognitivos quando morre o cônjuge que cuidava do paciente ou quando o próprio paciente com demência é retirado da casa por motivo de doença.

COLETANDO INFORMAÇÕES DOS CUIDADORES

Compreendendo o Cuidador

A fim de proporcionar o melhor atendimento possível ao paciente e a seu cuidador, o enfermeiro deve inicialmente identificar três aspectos da situação familiar (ver Fig. 8.1):

1. Quem é o cuidador principal? É importante identificar o cuidador principal, uma vez que ele pode não ser a pessoa que está trazendo o paciente para a internação. Por exemplo, um filho adulto pode estar acompanhando o paciente em sua ad-

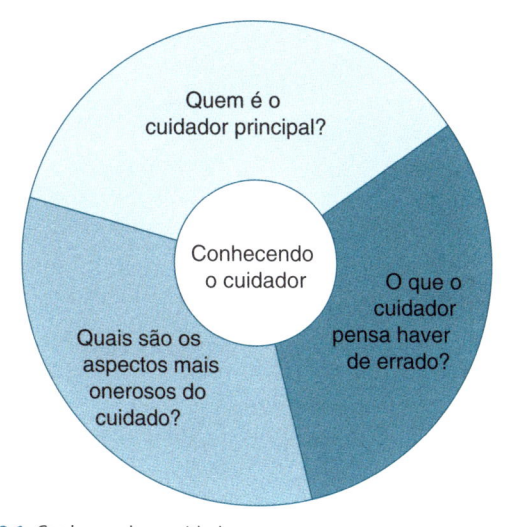

Figura 8.1 Conhecendo o cuidador.

missão em uma instituição de saúde, mas um cônjuge idoso pode ser o cuidador principal.
2. O que o cuidador acredita haver de errado com a capacidade funcional do paciente? Descubra o quanto ele sabe sobre as deficiências do paciente.
3. Quais aspectos do cuidado são os mais onerosos para o cuidador? Isso pode ajudar o enfermeiro a fornecer assistência e recursos adequados a ele.

Entrevistando os Cuidadores

Informações cruciais podem ser coletadas por meio de entrevistas com os cuidadores. Além de permitir que o enfermeiro conheça o paciente, isso também pode determinar o tipo de assistência de que a família necessita. É essencial entrevistar o cuidador isoladamente e longe do paciente. Na frente dos pacientes, eles podem não ser totalmente explícitos quanto às dificuldades que experimentam, na tentativa de proteger a dignidade deles. Além disso, se a pessoa com demência estiver presente durante a entrevista, a discussão sobre os prejuízos pode resultar em discussão. Muitas vezes, os pacientes com demência negam que há algo errado e acusam o cuidador de estar reclamando.

Comece perguntando ao cuidador o que ele acredita haver de errado com o paciente. Isso permitirá que o enfermeiro identifique e corrija informações incorretas e crenças falsas. É comum que os prestadores de cuidados que não tenham instrução a respeito da demência digam: "ele simplesmente não está se esforçando o bastante" ou "ela está apenas tentando dificultar minha vida".

AJUDANDO OS CUIDADORES

Ao ajudar os cuidadores, considere estes quatro objetivos básicos:
1. Informá-los a respeito da demência.
2. Orientá-los na tomada de decisões a respeito do paciente.
3. Identificar os recursos da comunidade que podem ajudá-los.
4. Dar-lhes apoio emocional.

Educando os Cuidadores

Orientações

Durante o processo de informar os cuidadores, estas orientações simples podem ajudar a melhorar a comunicação e o entendimento:

- Use uma linguagem simples.
- Utilize ilustrações do cérebro.
- Reforce e reafirme para que eles possam compreender; em seguida, repita.
- Consulte as orientações do Apêndice A e entregue-as para a família.

Inicie pelo cérebro

Um bom ponto de partida para educar o cuidador é mostrar uma ilustração simples do cérebro, explicando suas funções normais. Ilustrações dos lobos do cérebro em formato laminado podem ser adquiridas em lojas de livros médicos. Desenhos simples podem ser adquiridos por meios diversos.

> **Quadro 8.2 Inicie pelo Cérebro**
>
> Explique ao cuidador como é um cérebro. Pelo fato de os prejuízos estarem relacionados com as áreas danificadas, o cuidador pode atribuir as deficiências do paciente a uma determinada região do cérebro e não mais a um ato de teimosia do paciente.

Use uma linguagem simples para explicar como a demência funciona. Evite termos como "síndrome", pois a maioria não vai entender e pode relutar em pedir esclarecimentos. Muitas vezes, utilizar uma metáfora que é normalmente conhecida facilita a compreensão, conforme descrito no Quadro 8.3.

Discuta os tipos específicos de demência

Se a causa da demência já tiver sido diagnosticada, revise quais os sintomas característicos desse tipo específico e pergunte se o cuidador já os notou.

Quadro 8.3 Como Explicar a Demência

Ao se realizar esclarecimentos a respeito da demência aos cuidadores, uma metáfora sempre facilitará a compreensão. Essa metáfora pode ser comparar a demência com a gripe.

A gripe tem sintomas bem conhecidos, como dores e tosse, apresentando, além disso, muitas causas, como a gripe asiática, a gripe A e assim por diante. Da mesma forma, a demência tem sintomas que incluem a perda de memória, dificuldades de linguagem, de reconhecimento do mundo e de realizar tarefas diárias. Nesse sentido, demência também tem várias causas, incluindo doença de Alzheimer, acidente vascular encefálico, inflamação do cérebro, entre outras.

Organize uma equipe familiar de atendimento

Na maioria das vezes, é de grande utilidade convocar uma reunião de família para discutir o diagnóstico e o prognóstico, de modo a organizar os membros da família em uma equipe de atendimento. Não é incomum que a feição social do paciente permaneça intacta, mesmo quando há um grande prejuízo na capacidade funcional. Assim, muitas vezes os familiares que não convivem ou veem frequentemente o paciente duvidam da gravidade do caso.

As reuniões de família ajudam a mobilizar outras pessoas para assistir o cuidador principal, quando este precisar de descanso. Problemas comuns para envolver a família nos cuidados são: (1) os pais relutam em "sobrecarregar" seus filhos e (2) os filhos não sabem o que fazer. Certifique-se de fornecer fontes de informação para a família.

Quadro 8.4 Fontes de Informação às Famílias*

- ADEAR Center: www.nia.nih.gov/alzheimers
- Associação de Alzheimer: www.alz.org
- Orientações à família, fornecidas no Apêndice A deste livro

---

* N. de R.T.: No Brasil, há a Associação Brasileira de Alzheimer e doenças associadas (ABRAz), com sede em São Paulo. www.abraz.com.br.

Promoção de orientações de acordo com a fase da doença

Devido ao caráter progressivo da maioria das doenças que levam à demência, as orientações ao cuidador e aos familiares se concentram em questões diferentes ao longo das fases distintas da doença. A Tabela 8.1 apresenta um guia geral de temas apropriados para os estágios inicial, intermediário e avançado da doença.

Instruindo o cuidador

Ao fornecer instruções sobre cuidados, tais como orientações de alta ou a forma de tomar a medicação, certifique-se de dar todas as instruções ao cuidador, não apenas ao paciente. Embora possa prestar atenção, o paciente não será capaz de lembrá-las, mesmo que estejam também por escrito. Os documentos devem ser entregues e esclarecidos ao cuidador.

Tabela 8.1 Temas a serem discutidos, de acordo com o estágio da doença

Estágio inicial	Estágio intermediário	Estágio avançado
• Compreensão da doença do familiar	• Compreender e lidar com os problemas de comportamento	• Possível transferência para uma ILPI
• Opções de tratamento, se houver	• Dirigir	• Implementação de decisões a respeito dos cuidados ao final da vida
• Se o paciente deve ser informado a respeito do diagnóstico	• Lidar com dinheiro	
	• Segurança do paciente	
• Se é seguro deixá-lo sozinho	• Adaptar as atividades para manter o paciente estimulado	
• Elaboração de um testamento em vida, identificando um representante para tomar as decisões	• Procurar recursos da comunidade	• Garantia de que todos os membros da família estão de acordo com o plano de atendimento
	• Manter o bem-estar físico e emocional dos cuidadores	
	• Procurar cuidados temporários	
• Mobilização da família para que ela atue como uma equipe de atendimento	• Tomar decisões a respeito de alimentação enteral, exames diagnósticos invasivos, consulta médica, inovação do *hospice care*	

Orientando os Cuidadores

Delegando responsabilidades

Muitas decisões do paciente com demência devem ser delegadas a outra pessoa. Se o paciente não reconhece que sua capacidade de julgamento está prejudicada, isso pode ser um desafio penoso para o cuidador. Relegar suas responsabilidades é difícil para muitos pacientes. As principais decisões a serem tomadas incluem se o indivíduo com demência deve:

- Lidar com dinheiro
- Continuar a pagar contas
- Continuar a dirigir
- Tomar suas próprias decisões a respeito de cuidados de saúde
- Fazer viagens sem supervisão

Proporcionando sensação de controle

Se o paciente já cometeu erros no manuseio do dinheiro, como se esquecer de pagar contas ou perder documentos, tais responsabilidades obviamente devem ser assumidas por alguém de sua confiança. Isso pode ser feito de forma não conflituosa. A pessoa de confiança senta-se com o paciente, explica o que deve ser pago e preenche o cheque para o paciente assinar. Isso permite que o paciente sinta uma sensação de controle da situação. Se contas e documentos importantes forem extraviados ou perdidos, evite conflitos alterando o endereço para que sejam recebidos por um membro da família.

Procure orientação jurídica

Um representante deve ser designado pelo idoso com demência o mais cedo possível, se ele ainda tiver capacidade de julgamento para eleger uma pessoa confiável e responsável. Advogados especializados na gestão de idosos podem ajudar a decidir se o paciente ainda pode administrar seus assuntos. Muitas vezes, o advogado atua junto ao médico na tomada de decisões sobre a capacidade do paciente.

Testamentos em vida

Advogados especializados em idosos também são úteis na elaboração de testamentos em vida. Esses documentos incluem decisões sobre o tipo de cuidado que o paciente com demência quer ou não

receber. O ideal é que o idoso com demência contribua para o testamento em vida, embora muitas vezes sua lucidez esteja demasiadamente prejudicada para tal. Nesses casos, que variam de acordo com a lei federal, os representantes podem tomar as decisões com base no interesse do paciente e em suposições sobre o que ele queria. Os testamentos em vida abordam questões como:
- Alimentação enteral
- Reanimação cardiopulmonar
- Exames clínicos invasivos
- Outras intervenções médicas no final da vida

Orientações a respeito de o paciente dirigir

Ao fazer recomendações, o enfermeiro pode ajudar muito as famílias em seu processo decisório. Por exemplo, o enfermeiro pode recomendar que um determinado paciente com demência deve deixar de dirigir. A intervenção do enfermeiro pode evitar que a família discuta a respeito disso. Em alguns casos, é útil prescrever por escrito a proibição de dirigir. Sindicatos de idosos podem identificar uma agência na localidade que pode avaliar a capacidade do paciente de conduzir.

Em curto prazo, o melhor teste de condução é ter um membro da família dentro do carro observando a capacidade do paciente. Outra estratégia é perguntar ao membro da família: "você permitiria que seu filho estivesse em um carro conduzido por esta pessoa?". Uma vez que a condução exige prestar atenção em diversos estímulos simultâneos, a demência põe o indivíduo em grande risco ao dirigir. O objetivo é sempre continuar a permitir que o paciente saia de casa ou de outros locais, mas com segurança acima de tudo.

Quadro 8.5 Quais São as Leis de Direção do seu Estado?*

Uma vez realizado o diagnóstico de demência, alguns estados norte-americanos, embora não todos, obrigam o paciente a comparecer ao órgão de trânsito responsável para uma avaliação. Incentive os cuidadores a se informarem sobre as leis pertinentes à condução de sua localidade.

---

* N. de R.T.: No Brasil, não existe legislação específica acerca do idoso portador de demência e condução de veículo automotivo. Se fizer a prova do Detran e for aprovado, ele pode dirigir.

Pulseiras de identificação

Ao saber que um ente querido sofre de demência, é importante que as famílias sejam pró-ativas e não reativas. Por exemplo, é pró-ativo colocar uma identificação no paciente antes que ele se perca fora de casa. Ao contrário disso, muitas famílias dirão: "se ela se perder fora de casa vou colocar uma identificação". Alternativas para os que resistem a usar uma pulseira de identificação contendo um alerta médico incluem:
- Dar-lhes de presente um relógio ou uma pulseira atraente, com informações de identificação.
- Dar ao paciente um boné com seu nome, a fim de identificá-lo no meio de uma multidão.

Protegendo documentos importantes

Pacientes com prejuízos de memória costumam perder carteiras de identificação e outros documentos. É prudente fazer cópias de documentos importantes, tais como o cartão de saúde, e fornecer cópias ao paciente. O cuidador pode manter os originais em segurança. Consulte "Orientações à Família – 15: Elaborar Listas", no Apêndice A.

Segurança domiciliar

Muitas vezes, é útil recorrer aos serviços de um terapeuta ocupacional para ajudar a determinar se o paciente está seguro em casa e especificar quais tarefas ele pode continuar a executar e quais são demasiadamente arriscadas. É melhor que o terapeuta ocupacional visite a casa e observe o paciente realizando tarefas como cozinhar, ligar para uma emergência e contar dinheiro. As avaliações do terapeuta ocupacional realizadas no hospital são úteis, mas não consideram com acurácia como uma pessoa vive em sua casa ou em seu ambiente familiar. Em alguns casos, é possível que o paciente permaneça em casa com segurança se medidas preventivas forem tomadas. Por exemplo, se a pessoa se esquece de desligar os queimadores do fogão, um membro da família deve preparar ou entregar as refeições.

Identificando os Recursos

Diversos recursos da comunidade podem auxiliar a família nos cuidados do paciente com demência. Alguns recursos que ajudam os cuidadores estão listados na Tabela 8.2.

A maioria dos serviços úteis não é coberta pelo plano público de saúde (Medicare, nos Estados Unidos, por exemplo), devendo ser pagos diretamente pela família. Alguns recursos, como centros-dia, têm taxas escalonadas. Os gastos com esses serviços devem ser sempre considerados.

Apoio Emocional ao Cuidador

Compartilhando responsabilidades

Isolamento social, fadiga e desânimo são consequências comuns de quem presta cuidados a alguém com demência durante muitos anos. A primeira etapa para minimizar esse impacto é realizar uma reunião familiar para angariar apoio ao paciente e ao cuidador. É comum que os familiares que não estão envolvidos diretamente com o cuidado do paciente subestimem a carga experimentada pelo cuidador principal.

Tabela 8.2 Tipos de recursos da comunidade

Recurso	O que proporciona
Centro-dia	Atividade, supervisão e descanso
Lar de terceira idade	Habitação e supervisão
ILPI	Supervisão médica e habitação
Programas de entrega de refeições em domicílio*	Entrega de refeições em domicílio
Pulseira de identificação médica	Identificação do paciente
Ajudante de saúde domiciliar*	Assistência na higiene básica
Serviços de limpeza domiciliar	Assistência para limpar a casa, lavar roupas, fazer compras, preparar refeições
Sindicato de idosos*	Informação e encaminhamento para recursos da localidade
Psiquiatra geriátrico	Assistência para comportamentos difíceis

* N. de R.T.: Não existentes no Brasil.

A reunião familiar oferece uma oportunidade para o profissional de saúde rever o diagnóstico e o impacto da doença e fazer pedidos diretos para dividir responsabilidades. Uma vez que há muito a fazer, desde cuidados pessoais a pagar contas para a pessoa que está doente, as responsabilidades podem ser distribuídas entre membros da família de acordo com sua intimidade com cada tarefa. Os familiares que moram fora da cidade podem ser solicitados a contribuir financeiramente para contratar alguém para limpar a casa ou levar o paciente para passear.

Proporcionando descanso ao cuidador

Essa etapa é essencial no sentido de apoiar as condições emocionais do cuidador. Ofertas de outras pessoas para ficar com o paciente, enquanto o cuidador vai a serviços religiosos ou almoça com amigos, são muito importantes. Não é incomum que o cuidador principal negligencie sua própria saúde física no processo de cuidar da pessoa com demência. Tanto o profissional de saúde quanto a família devem saber quais problemas o cuidador principal tem e como eles estão sendo tratados. O cuidador deve manter sua saúde ao longo dos muitos anos de esforço cuidando de seu ente querido com demência.

Muitos cuidadores, especialmente as mulheres, relutam em pedir ajuda de modo direto. O profissional de saúde pode auxiliar no processo de treinamento do cuidador para que ele peça ajuda por um determinado momento específico. Um pedido simples como: "você poderia levar o João para passear às terças-feiras?" pode ser muito útil ao paciente, ao cuidador e ao ajudante que não sabe ao certo o que fazer. Novamente, usar uma recomendação profissional é útil, como ao dizer: "o médico falou que é bom eu ir para minha aula semanal de exercícios para poder continuar a cuidar do João".

Cuidados com a saúde mental

Há uma impressão de que todos os cuidadores ficam profundamente deprimidos durante o curso do processo de cuidar. Certamente isso é verdade para alguns, mas é mais provável que a maioria se sinta angustiada e desmotivada pela natureza aparentemente interminável da doença. Alguns cuidadores se beneficiarão ao receberem apoio a sua saúde mental. Esse cuidado pode ser dado por assistentes sociais, psiquiatras e psicólogos.

Os grupos de apoio são amplamente recomendados. Em geral, são conduzidos por associações ou sindicatos de idosos ou de Alzheimer. É importante ressaltar que esse tipo de apoio é geralmente o mais benéfico para os cuidadores. Durante as sessões, os cuidadores aprendem em conjunto a resolver problemas em comum e a reduzir o sentimento de que são os únicos a enfrentar tais problemas. No entanto, o cuidador que apresenta problemas de saúde mental graves, como história de relacionamento ruim com o paciente, pode ter melhores resultados se receber cuidados individuais, em vez de ser submetido a terapias em grupo. Os grupos de apoio não funcionam em todos os casos e devem ser recomendados com restrições. Por exemplo, um grupo composto por filhos e filhas de pacientes com demência pode não ser tão útil para os cônjuges. Consulte a Tabela 8.3 para um resumo das recomendações para os cuidados de saúde mental.

Incluindo a família no planejamento

É evidente que é tão importante cuidar da família quanto do paciente, de modo que esse cuidado deve ser sempre incluído em qualquer plano de tratamento. As orientações constantes do Apêndice A podem ser copiadas e entregues aos cuidadores e familiares para reforçar tais princípios.

Tabela 8.3 Recomendações para a saúde mental

Condição do cuidador	Tipo de cuidado recomendado	O que proporciona	Onde encontrar
Bem, estável	Grupo de apoio	Proporciona o compartilhamento de problemas em comum e, por conseguinte, auxilia em sua resolução. Reduz a sensação do cuidador de ser o único a enfrentar esse tipo de problema	Associações ou sindicatos de idosos ou de Alzheimer

(Continua)

Tabela 8.3 Recomendações para a saúde mental *(Continuação)*

Condição do cuidador	Tipo de cuidado recomendado	O que proporciona	Onde encontrar
Problemas de saúde mental	Cuidado de saúde mental individualizado	Aconselhamento individual	Assistentes sociais, psiquiatras, psicólogos
Problemas de relacionamento com o paciente			

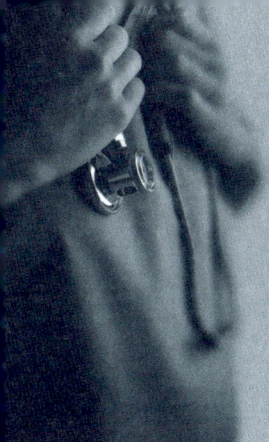

Capítulo 9
TRATAMENTO FARMACOLÓGICO

Cynthia Steele

Pontos-chave

- As duas classes de fármacos utilizados no tratamento dos sintomas da demência
- Quando o tratamento farmacológico é indicado
- Riscos e vantagens do uso de medicamentos antipsicóticos em pacientes com demência
- Riscos e vantagens do uso de medicamentos antidepressivos em pacientes com demência

Como não há cura farmacêutica para a demência, as prescrições muitas vezes se concentram em melhorar ou estabilizar as disfunções causadas pela doença. Os fármacos disponíveis na atualidade podem ter efeitos limitados a partir de 6 a 12 meses. Além disso, há tratamentos farmacêuticos voltados aos sintomas neuropsiquiátricos e comportamentais da demência. Como regra, não se deve utilizar abordagens não farmacológicas e comportamentais antes de se introduzir o uso de agentes farmacológicos.

É importante que o enfermeiro tenha um bom conhecimento a respeito dos medicamentos que normalmente são prescritos para pessoas com demência. Isso pode melhorar muito o atendimento a esses pacientes. Com esse conhecimento, um enfermeiro cuidadoso pode:

- Estar atento para os possíveis efeitos colaterais.
- Observar a eficácia do fármaco para um indivíduo em particular.

- Certificar-se de que a titulação e a dosagem foram devidamente administradas.

Este capítulo tem uma abordagem mais científica do que o restante do livro, em consideração à natureza do tema.

TIPOS DE MEDICAMENTOS PARA O TRATAMENTO DA DOENÇA DE ALZHEIMER

O órgão que regulamenta o setor farmacêutico nos Estados Unidos (Food and Drug Administration – FDA) aprovou dois tipos de medicamentos para o tratamento da doença de Alzheimer: (1) inibidores da colinesterase e (2) antagonistas do N-metil-D-aspartato (NMDA), que podem melhorar ou estabilizar temporariamente os sintomas cognitivos, funcionais e comportamentais de indivíduos com demência.

Ambas as classes de medicamentos atuam isoladamente nos neurotransmissores sinápticos e não causam qualquer impacto sobre o desenvolvimento de placas beta-amiloides e emaranhados neurofibrilares, os quais são encontrados com facilidade nos cérebros de pacientes com doença de Alzheimer. Esses medicamentos afetam a atividade de dois tipos de neurotransmissores, que são responsáveis pela comunicação entre as células nervosas (neurônios) do cérebro.

Inibidores da Colinesterase

Os medicamentos que aumentam o nível disponível de acetilcolina nos neurotransmissores têm demonstrado melhorar ou estabilizar a memória e outros sintomas cognitivos como os que afetam linguagem, discernimento, capacidade funcional, planejamento e outros processos de raciocínio em indivíduos com demência. Os inibidores da colinesterase têm sido mais bem estudados em pacientes com doença de Alzheimer. Entretanto, há poucos dados que sugerem que eles podem ser benéficos no tratamento de síndromes demenciais, tais como demência com corpos de Lewy, demência vascular e doença de Parkinson.

Como atuam os inibidores da colinesterase

- Os inibidores da colinesterase reduzem a ocorrência de decomposição normal da acetilcolina, um mensageiro químico que afeta a aprendizagem e a memória.
- Ao final, isso faz com que haja aumento dos níveis de acetilcolina disponíveis para ajudar na comunicação entre as células nervosas do cérebro.

Fármacos disponíveis

Atualmente, três fármacos dessa classe costumam ser utilizados no tratamento da doença de Alzheimer leve a moderada:
- Donepezil (Aricept), que recentemente obteve uma indicação da FDA para o tratamento da doença de Alzheimer grave
- Rivastigmina (Exelon)
- Galantamina (Razadyne, anteriormente conhecido como Reminyl)

Um quarto fármaco, a tacrina (Cognex), continua disponível. Trata-se do primeiro inibidor da colinesterase a ter entrado no mercado, em 1993. Entretanto, raramente é prescrito, porque o donepezil, a rivastigmina e a galantamina possuem efeitos colaterais mais aceitáveis e não implicam exames de sangue frequentes para rastreamento de possível toxicidade hepática.

Comparando os inibidores da colinesterase

O donepezil, a rivastigmina e a galantamina são semelhantes em termos de eficácia. Portanto, a escolha do agente depende da preferência de quem o prescreve, do perfil dos efeitos colaterais, da frequência de dosagem e das recomendações de titulação, descritas na Tabela 9.1. A rivastigmina e a galantamina foram associadas a um maior risco de abandono de tratamento do que o placebo, principalmente quando utilizadas em altas dosagens.

Eficácia dos inibidores da colinesterase

Os pacientes nas fases iniciais e intermediárias da doença de Alzheimer (Miniexame do Estado Mental com pontuação > 10), que não apresentam condições médicas associadas ou transtornos comportamentais, têm 50% de chance de melhora a curto prazo ou, o que é mais comum, a estabilização da memória e/ou da função, que dura cerca de 6 a 12 meses. Alguns especialistas acreditam que um pequeno percentual de indivíduos com doença de Alzheimer pode se beneficiar mais em termos de melhora dos sintomas e duração da ação destes medicamentos; entretanto, mais pesquisas precisam ser realizadas.

Efeitos colaterais dos inibidores da colinesterase

- Os efeitos colaterais mais comuns dos inibidores da colinesterase envolvem o trato gastrintestinal e incluem náuseas, diarreia, vômitos, anorexia e/ou perda de peso.
- Raramente os inibidores da colinesterase podem causar bradicardia, síncope e exacerbação dos sintomas da asma.
- Alguns poucos de pacientes relatam a ocorrência de sonhos vívidos ou pesadelos quando em uso desses medicamentos. Isso normalmente pode ser controlado com uma ligeira redução na dose e/ou evitando a administração da medicação ao deitar.

Avaliação da resposta clínica

Quando um paciente começa a tomar um inibidor da colinesterase, sua resposta clínica deve ser cuidadosamente avaliada por pelo menos um dos métodos listados a seguir (de preferência por vários deles):

1. Avaliação padronizada da cognição, como Miniexame do Estado Mental
2. Mensuração da capacidade funcional global, como uma escala de atividades da vida diária
3. Avaliação clínica da memória, durante o exame do estado mental
4. Opinião de um ou mais cuidadores que conhecem bem o paciente

Titulação

Supondo que o paciente tolera os efeitos colaterais da medicação, a titulação do inibidor da colinesterase não deve ser concluída mais rápido do que o recomendado na bula para a dose máxima diária. Se, após um período de 6 meses em uso da dose máxima tolerada, não houver uma clara melhora ou benefício da medicação, é indicado avaliar a retirada do medicamento.

Tabela 9.1 Inibidores da colinesterase comumente prescritos

Agente	Dose	Administração	Titulação	Dose oral mínima eficaz
Donepezil (Aricept)	5-10 mg (diariamente)	Comprimido; tomar com ou sem alimentos.	Iniciar com 5 mg (ao deitar) por 4-6 semanas e aumentar para 10 mg (ao deitar), conforme tolerado.	5 mg (diariamente)
Rivastigmina (Exelon)	1,5-6 mg (2 vezes ao dia)	Comprimido, solução oral e adesivo transdérmico; as formas orais devem ser tomadas com alimentos; os adesivos transdérmicos devem ser aplicados sobre a pele intacta, limpa e seca, trocando-se sempre o local de aplicação.	Para administração oral, inicie com 1,5 mg (2 vezes ao dia) por 2-4 semanas. Se tolerada, aumente gradativamente: 3 mg (2 vezes ao dia) por 2-4 semanas; 4,5 mg (2 vezes ao dia) por 2-4 semanas; 6 mg (2 vezes ao dia). Tomar junto com uma refeição completa. Aplique inicialmente um adesivo de 4,6 mg/24 horas. Se tolerado, aumente para um de 9,5 mg/24 horas depois de 4-6 semanas.	3 mg (oral 2 vezes ao dia) 4,6 mg/24 h em adesivo transdérmico
Galantamina (Razadyne, anteriormente conhecido como Reminyl)	4-12 mg (2 vezes ao dia)	Comprimido ou solução oral; deve ser administrado com alimentos. Também está disponível em formato de liberação prolongada (Razadyne ER), podendo ser tomada uma vez ao dia.	Comece com 4 mg (2 vezes ao dia) por 4-6 semanas, então aumente para 8 mg (2 vezes ao dia) por 4-6 semanas e 12 mg (2 vezes ao dia), conforme a tolerância.	8 mg (2 vezes ao dia) ou 16 mg (diariamente) em liberação prolongada

Comparação das propriedades farmacológicas

- Os três inibidores da colinesterase comumente utilizados apresentam um mecanismo de ação semelhante, mas diferem em outras propriedades farmacológicas.
- Existem evidências limitadas de que os pacientes que não são beneficiados clinicamente por um dos inibidores da colinesterase podem tolerar e se beneficiar de uma tentativa com outro inibidor, embora isso não tenha se tornado parte da rotina de cuidados de pacientes com doença de Alzheimer.
- Em caso de problemas de segurança ou intolerância ao inibidor da colinesterase utilizado inicialmente, o paciente pode trocar de inibidor sem um período de suspensão.
- Se o paciente tiver problemas de segurança ou intolerância à medicação inicial, deve-se utilizar um período de suspensão de 7 a 14 dias, a fim de permitir a resolução de quaisquer efeitos adversos.
- Não há evidências indicando que o uso combinado de dois inibidores da colinesterase é mais útil do que o uso isolado de um dos dois. A combinação dos inibidores da colinesterase provavelmente resultaria em uma frequência significativamente maior de efeitos colaterais.

Considerações adicionais

Muitos medicamentos causam efeitos colaterais anticolinérgicos, os quais podem diminuir a eficácia dos inibidores da colinesterase. Dentre os quais, incluem-se medicamentos para bexiga hiperativa, anti-histamínicos, antidepressivos tricíclicos e antipsicóticos. Não é incomum que pacientes com demência utilizem inibidores da colinesterase junto a fármacos anticolinérgicos. A prescrição de medicamentos anticolinérgicos para pacientes com demência não costuma ser recomendada, o que se deve à diminuição da eficácia dos inibidores da colinesterase. Mesmo quando administrados independentemente de um inibidor da colinesterase, podem causar *delirium* e outros efeitos colaterais no sistema nervoso central.

Antagonistas do N-metil-D-aspartato

Uma segunda classe de fármacos, a dos antagonistas do N-metil-D-aspartato (NMDA), pode ser usada isoladamente ou em associação com um dos inibidores da colinesterase, para um possível efeito sinérgico. A memantina (Namenda) é um antagonista do receptor do NMDA aprovada pela FDA para o tratamento de doença de Alzheimer moderada a grave.

Como age a memantina

Na doença de Alzheimer, são liberadas quantidades anormais do neurotransmissor glutamato, o que causa danos aos neurônios. O glutamato é predominante em regiões do cérebro associadas à memória. A memantina age bloqueando a atividade causada pelos níveis anormalmente elevados ou baixos de glutamato no cérebro. Como ocorre com os inibidores da colinesterase, na melhor das hipóteses, a melhora dos sintomas cognitivos e funcionais é pequeno. Para a maioria dos pacientes, o declínio da função cognitiva inicia-se depois de cerca de 6 meses.

Efeitos colaterais e dosagem

Seus possíveis efeitos colaterais incluem cefaleia, tontura, constipação e confusão. A dose inicial típica de memantina é de 5 mg/dia, sendo gradualmente aumentada em 5 mg a cada semana ou mais, conforme tolerado, até que seja atingida a dose de 10 mg/duas vezes ao dia. A memantina pode ser ingerida com ou sem alimentos, não devendo ser administrada a pacientes com doença renal grave ou que estejam em uso de amantadina (Symmetrel) ou dextrometorfano, devido a suas semelhanças farmacocinéticas.

Uso de Outros Agentes para o Tratamento da Demência

Pacientes, familiares ou cuidadores podem questionar a respeito de outros medicamentos ou suplementos, que pensam que possam ser úteis no tratamento do declínio cognitivo e funcional da doença de Alzheimer.
- **Vitamina E**. Um ensaio clínico randomizado multicêntrico indicou que a quantidade de 2.000 UI de vitamina E por dia pode ajudar a atrasar a internação do paciente em uma ILPI e a perda da capacidade funcional em indivíduos com doença de Alzheimer, em comparação com placebo ou selegilina. Entretanto, resultados de pesquisas recentes indicam que o uso de mais de 400 UI

de vitamina E por dia está associado a aumento significativo de mortalidade. Com base nas evidências atuais, não é aconselhável que os pacientes ingiram mais de 400 UI/dia de vitamina E. Eles devem, ainda, evitar a vitamina E se estiverem em uso de medicamentos antiplaquetários ou anticoagulantes, devido ao risco de hemorragia.

- **Medicamentos anti-inflamatórios.** Os anti-inflamatórios não esteroides e a prednisona demonstraram não apresentar qualquer benefício no tratamento de pacientes com doença de Alzheimer.
- **Estrogênio.** A terapia de reposição hormonal com estrogênio não demonstrou qualquer benefício na prevenção ou no tratamento de pacientes com doença de Alzheimer. Na realidade, levou a um déficit cognitivo maior quando comparado a um placebo.

TRATAMENTO FARMACOLÓGICO DOS SINTOMAS NEUROPSIQUIÁTRICOS E COMPORTAMENTAIS

Quando se Deve Usar o Tratamento Farmacológico

A maioria dos indivíduos com demência desenvolverá um ou mais sintomas neuropsiquiátricos e comportamentais em algum momento durante o curso da doença. O tratamento adequado dos sintomas decorrentes dessas complicações – como depressão, mania, delírios, alucinações, distúrbios do sono, apatia, ansiedade e comportamentos agressivos – é essencial para a qualidade de vida do paciente e de seus cuidadores. Devido aos riscos inerentes a qualquer intervenção farmacológica, deve-se considerar em primeiro lugar as abordagens não farmacológicas, como adaptações no ambiente e ajustes nas interações com o cuidador. Essas importantes abordagens não farmacológicas têm sido descritas ao longo deste guia de bolso.

Além disso, antes de iniciar um tratamento farmacológico para um sintoma neuropsiquiátrico da demência, o enfermeiro treinado deve avaliar se o paciente apresenta uma condição médica ativa que esteja ocasionando mudanças agudas em seus estados mental e comportamental. Ver o Quadro 9.1 para exemplos.

> **Quadro 9.1 Condições Médicas que Podem Alterar o Estado Mental**
>
> Antes de se considerar o uso de fármacos específicos para tratar os sintomas neuropsiquiátricos da demência, deve-se descartar possíveis fatores que alterem o estado mental de um paciente, além de se abordarem as condições médicas agudas.
>
> **Exemplo:** Um paciente com hipoxia, decorrente de crise aguda de doença pulmonar obstrutiva crônica, pode apresentar *delirium* com alucinações e agitação psicomotora ligada ao *delirium*. Ele pode ainda estar passando por mudanças no processo de raciocínio ou de humor em decorrência de um efeito colateral da medicação.
>
> **Exemplo:** Um paciente que iniciou recentemente o uso de levodopa para o tratamento dos sintomas motores da doença de Parkinson pode desenvolver alucinações ou delírios.
>
> **Exemplo:** Humor deprimido ou lábil pode ser observado em pacientes que necessitam de tratamento anti-inflamatório com prednisona.

Se as abordagens não farmacológicas forem utilizadas de forma consistente e não controlarem adequadamente a frequência e a gravidade dos sintomas comportamentais que possam causar dano ao paciente ou aos outros, então o tratamento medicamentoso pode ser apropriado. Entretanto, ele deverá ainda ser cuidadosa e rotineiramente monitorado ao longo do tempo.

Os riscos e potenciais benefícios de qualquer medicamento devem ser discutidos com o paciente (quando for o caso) e/ou com familiares/representantes do paciente. É importante que o enfermeiro esteja ciente de que não há medicamentos aprovados pela FDA para tratar especificamente os sintomas neuropsiquiátricos e comportamentais dos indivíduos com demência. Deve-se utilizar a quantidade mínima de um determinado medicamento, durante o menor tempo possível. O uso de medicamentos combinados para tratar os sintomas neuropsiquiátricos tem maior possibilidade de causar efeitos adversos que o uso de um único agente.

Visão Geral dos Sintomas Neuropsiquiátricos

Os sintomas neuropsiquiátricos associados à demência incluem delírios, alucinações, agitação, agitação verbal, agressão física e resistência ao atendimento. Isso causa muito sofrimento aos pacientes com demência e a seus cuidadores. Pesquisas anteriores mostraram que 50% dos indivíduos com demência decorrente de doença de Alzheimer desenvolvem delírios e/ou alucinações depois de um período de 3 anos. Os sintomas neuropsiquiátricos também têm sido associados a maior morbidade, mortalidade e custo de atendimento de pessoas com demência. Os medicamentos antipsicóticos mais comuns, os exames laboratoriais recomendados e os potenciais efeitos colaterais são descritos na Tabela 9.2.

Uso de Medicamentos Antipsicóticos na Demência

Historicamente, os medicamentos antipsicóticos foram utilizados para tentar tratar comportamentos neuropsiquiátricos e problemáticos frequentemente associados à demência. Os antipsicóticos convencionais, como o haloperidol, são utilizados há mais de 50 anos. Entretanto, na última década surgiram antipsicóticos atípicos, os quais costumavam ser usados na prática clínica porque se acreditava que apresentavam menos reações adversas do que os agentes convencionais.

Efeitos colaterais dos medicamentos antipsicóticos

Os possíveis efeitos colaterais dos antipsicóticos convencionais e atípicos incluem:
- Sintomas extrapiramidais (SEP), como discinesias (movimentos involuntários), parkinsonismo (tremores, rigidez, marcha festinante), acatisia (sensação interna de inquietação motora) e distonia (contrações musculares espásticas)
- Sintomas anticolinérgicos, como boca seca, visão embaçada, constipação, confusão e retenção urinária
- Sedação
- Hipotensão ortostática
- Ganho de peso

Tabela 9.2 Medicamentos antipsicóticos comuns

Agente	Classe	Exames laboratoriais de monitoração	SEP	Efeitos colaterais anticolinérgicos	Sedação	Hipotensão	Ganho de peso
Aripiprazol (Abilify)	Atípico	Glicemia, se sintomático	±	+	+	+	±
Clozapina (Clozaril)	Atípico	Hemograma completo semanal, glicemia, HgBA1C	±	++	+++	+++	+++
Haloperidol (Haldol)	Alta potência	Glicemia, se sintomático	+++	++	++	++	+
Olanzapina (Zyprexa)	Atípico	Glicemia, HgBA1C	±	+	++	+	+++
Quetiapina (Seroquel)	Atípico	Glicemia, se sintomático	±	+	+	++	++
Risperidona (Risperdal)	Atípico	Glicemia, se sintomático	++	++	+	++	++
Ziprasidona (Geodon)	Atípico	Glicemia, se sintomático	±	+	+	+	±

±, mínimo; +, leve, ++, moderado; +++, grave.
SEP, sintomas extrapiramidais.

Síndrome neuroléptica maligna

Embora sejam raros, existem alguns efeitos colaterais dos medicamentos antipsicóticos que são potencialmente fatais se não forem reconhecidos e tratados de imediato. A síndrome neuroléptica maligna (SNM) trata-se de um distúrbio neurológico que causa risco de morte, sendo quase que exclusivamente causado por medicamentos antipsicóticos. O paciente geralmente apresenta rigidez muscular, febre, alterações significativas na pressão arterial e na frequência cardíaca e mudança aguda de estado mental.

Uma elevação da creatina fosfoquinase (CPK) ajuda a confirmar o diagnóstico. O tratamento da SNM costuma basear-se na suspensão do medicamento agressor. Esse distúrbio geralmente se desenvolve dentro do primeiro mês após iniciado o tratamento com medicamento antipsicótico. No entanto, sabe-se que ela pode desenvolver-se mesmo enquanto o fármaco estiver em uso, a qualquer momento.

Agranulocitose

Trata-se de uma condição grave, que envolve a redução ostensiva e perigosa do número de glóbulos brancos. Um dos antipsicóticos atípicos, a clozapina, que talvez seja mais conhecida por apresentar menores probabilidades de causar sintomas de Parkinson, exige um hemograma completo semanal para acompanhamento, devido ao grande risco de agranulocitose e outras discrasias sanguíneas.

Houve grandes preocupações quando os antipsicóticos atípicos foram relacionados a maiores riscos de acidente vascular encefálico e síndromes metabólicas em idosos com demência. Essa situação levou a FDA a emitir um aviso de caixa preta para os antipsicóticos atípicos em 2005. O alerta dizia: "pacientes idosos com psicose relacionada à demência tratados com fármacos antipsicóticos atípicos apresentam maior risco de morte quando comparados a placebo". Outras pesquisas, incluindo os resultados do Clinical Antipsychotic Trials of Intervention and Effectiveness-Alzheimer Disease (CATIE-AD) e metanálises do uso de antipsicóticos em pacientes com demência mostram que:

- Não foram observadas diferenças significativas entre os antipsicóticos atípicos.
- O risco de morte por doença cardiovascular ou cerebrovascular foi 1,6 a 1,7 vezes maior do que no placebo.
- Outras reações adversas significativas incluíram insuficiência cardíaca e infecções, como pneumonia.
- As reações adversas podem contrabalançar as vantagens da eficácia do uso de antipsicóticos atípicos para o tratamento de psicose, agitação ou agressividade nos indivíduos com doença de Alzheimer.

Embora não tenham sido tão bem estudados, os antipsicóticos convencionais parecem apresentar um risco de morte semelhante, se não maior, aos dos atípicos. Com base nas evidências disponíveis, não se pode trocar os antipsicóticos atípicos de idosos com demência para antipsicóticos convencionais com a finalidade de reduzir o risco de acidente vascular encefálico e/ou morte.

Embora o uso de medicamentos antipsicóticos em idosos precise ser cuidadosamente analisado, sua utilização não é contraindicada, podendo ajudar alguns indivíduos com demência que exibem sintomas psicóticos, agressivos e/ou de agitação e não respondem a outras formas de tratamento. Antes de se decidir tratar com um antipsicótico, o prontuário médico deve descrever as razões pelas quais se está prescrevendo o fármaco e delinear os riscos e os benefícios. Os antipsicóticos podem ser considerados caso as intervenções comportamentais e as outras opções farmacológicas falharem, se os sintomas psicóticos e/ou comportamentais forem graves e se houver risco identificável de dano ao paciente ou a outras pessoas em caso de não utilização do tratamento.

Ao prescrever medicamentos antipsicóticos, recomenda-se:
1. Iniciar com uma dose baixa e aumentá-la de modo gradual, se indicado clinicamente.
2. Avaliar a necessidade de continuar com a medicação após 3 a 6 meses.
3. Avaliar periodicamente as condições cardiopulmonar, cerebrovascular e metabólica do paciente.
4. Envolver os familiares do paciente nas discussões a respeito dos riscos e benefícios do tratamento com tal classe de medicamentos.

Uso de Antidepressivos em Pacientes com Demência

A depressão é uma das complicações neuropsiquiátricas mais comuns da demência, apresentando com frequência um padrão atípico de sintomas. Os pacientes com demência, particularmente os com doença de Alzheimer, podem não aparentar ou reconhecer os sentimentos de tristeza. Em vez disso, estão mais propensos a demonstrar anedonia (falta de alegria em atividades habitualmente agradáveis), irritabilidade, ansiedade, agitação psicomotora e delírios relacionados ao humor. Episódios de choro e baixa autoatitude são muito menos comuns ou proeminentes, sendo muito raros os casos de suicídio franco. A depressão, no contexto de uma síndrome de demência, também pode estar associada a sofrimento mental, distúrbios do sono, comportamento agressivo, perda de peso e isolamento social.

Visão geral dos medicamentos antidepressivos

Os antidepressivos exercem efeito sobre os níveis de neurotransmissores do cérebro, como a serotonina e a noradrenalina. Eles não apresentam qualquer benefício terapêutico durante as primeiras 2 a 3 semanas de tratamento. Em geral, são necessárias 12 a 16 semanas de utilização de um determinado antidepressivo em doses terapêuticas para se atingir a remissão dos sintomas ou se determinar um fracasso terapêutico no tratamento desse indivíduo. Existem várias classes de antidepressivos:
- Antidepressivos tricíclicos
- Inibidores da monoaminoxidase (IMAO)
- Inibidores seletivos da recaptação da serotonina (ISRSs)
- Inibidores da recaptação da serotonina e da noradrenalina (IRSNs)
- Outros antidepressivos como bupropiona (Wellbutrin), mirtazapina (Remeron) e trazodona (Desyrel)

Antidepressivos tricíclicos

Os antidepressivos tricíclicos – como a nortriptilina (Pamelor) e a desipramina (Norpramin) – e os inibidores da monoaminoxidase (como Parnate, Nardil e Marplan) são opções farmacológicas eficazes para tratamento da depressão. Sua utilização em indivíduos com demência é mais limitada devido a seu perfil de efeitos colaterais.

Alguns efeitos colaterais comuns dos antidepressivos tricíclicos incluem os anticolinérgicos (como boca seca, visão borrada, retenção urinária e constipação) e cardiovasculares (hipotensão ortostática e arritmias). Os inibidores da monoaminoxidase costumam causar hipotensão ortostática, podendo levar a crises potencialmente fatais quando administrados em combinação com medicamentos de venda livre (pseudoefedrina) ou alimentos que contenham tiramina (vinho tinto, carnes defumadas, chocolate, etc.).

Inibidores seletivos da recaptação da serotonina

Os inibidores seletivos da recaptação da serotonina (ISRSs) são os antidepressivos mais comumente prescritos para indivíduos com demência devido a sua eficácia terapêutica e seu perfil de efeitos colaterais mais favoráveis a idosos. Seus efeitos colaterais mais comuns podem ser gastrintestinais (náuseas, vômitos, diarreia), serotonérgicos (insônia, ansiedade, agitação), sexuais, distúrbios metabólicos (como hiponatremia) e ganho de peso. A Tabela 9.3 resume alguns dos antidepressivos mais utilizados em idosos com demência e compara seus perfis de efeitos colaterais.

Embora os inibidores seletivos da recaptação da serotonina (ISRSs) tenham sido eficazes no tratamento dos sintomas depressivos em idosos com demência, apenas um estudo com o citalopram mostrou efetividade no tratamento da agitação e dos comportamentos agressivos na demência.

Anticonvulsivantes e estabilizadores do humor

Com os riscos associados aos medicamentos antipsicóticos, alguns médicos têm prescrito anticonvulsivantes/estabilizadores do humor a fim de controlar a agitação de pacientes com demência. As pesquisas nessa área são limitadas. Sink e colaboradores descobriram que anticonvulsivantes utilizados como agentes estabilizadores do humor, tais como o divalproato e a carbamazepina, têm resultados contraditórios quanto a sua eficácia no tratamento de sintomas neuropsiquiátricos de pacientes com demência. Os anticonvulsivantes/estabilizadores do humor mais conhecidos e seus efeitos colaterais mais comuns estão descritos na Tabela 9.4.

Tabela 9.3 Antidepressivos utilizados em idosos com demência

Agente	Classe	Exames laboratoriais de monitoração	Efeitos colaterais serotoninérgicos	Efeitos colaterais anticolinérgicos	Sedação	PA
Fluoxetina (Prozac)	ISRS	Nenhum	+++	–	+	–
Paroxetina (Paxil)	ISRS	Nenhum	+++	+	++	–
Sertralina (Zoloft)	ISRS	Nenhum	+++	–	+	–
Citalopram (Celexa)	ISRS	Nenhum	+++	–	+	–
Escitalopram (Lexapro)	ISRS	Nenhum	+++	–	+	–
Venlafaxina (Effexor)	ISRS	Nenhum	++	++	+	←
Mirtazapina (Remeron)	ISRS	Nenhum	+	++	++	←↓
Duloxetina (Cymbalta)	ISRS	Nenhum	++	++	++	←
Nortriptilina (Pamelor)	ATC	ECG, níveis de TPN	+	+++	++	→
Trazodona (Desyrel)	Única	Nenhum	++	++	+++	–
Bupropiona (Wellbutrin)	Única	Nenhum	+++	++	–	←

ISRS, inibidor seletivo da recaptação da serotonina; ATC, antidepressivo tricíclico; TPN, temperatura e pressão normais; PA, pressão arterial.

Tabela 9.4 Comparação entre anticonvulsivantes/estabilizadores do humor

Agente	Classe	Exames laboratoriais de monitorização	Instabilidade na marcha	Irritação hepática	Sedação	Índice glicêmico
Carbonato de lítio	Única	Nitrogênio-ureia (BUN), creatinina, níveis de Li+	++	–	++	+++
Carbamazepina (Tegretol)	Anticonvulsivante	Hemograma completo, AST, ALT, níveis de tegretol	++	++	+	++
Ácido valproico (Depakote)	Anticonvulsivante	Hemograma completo, AST, níveis de ácido valproico	++	++	++	++
Gabapentina (Neurontin)	Anticonvulsivante	–	+	–	+++	+
Lamotrigina (Lamictal)	Anticonvulsivante	–	+	+	++	++

REFERÊNCIAS

Aggarwal NT, Decarli C. Vascular dementia: Emerging trends. *Semin Neurol.* 2007;27:66-77.

Auriacombe S, Pere J, Loria-Kanza Y, Vellas B. Efficacy and safety of rivastigmine in patients with Alzheimer's disease who failed to benefit from treatment with donepezil. *Curr Med Res Opin.* 2002;18(3):129-138.

Bentué-Ferrer D, Tribut O, Polard E, Allain H. Clinically significant drug interactions with cholinesterase inhibitors: A guide for neurologists. *CNS Drugs.* 2003;17(13):947-963.

Boada-Rovira M, Brodaty H, Cras P, et al. Efficacy and safety of donepezil in patients with Alzheimer's disease: Results of a global, multinational, clinical experience study. *Drugs Aging.* 2004;21(1):43-53.

Emre M. Switching cholinesterase inhibitors in patients with Alzheimer's disease. *Int J Clin Pract Suppl.* 2002;127:64-72.

Feldman H, Gauthier S, Hecker J, et al. A 24 week randomized double blind study of donepezil in moderate to severe Alzheimer's disease. *Neurology.* 2001;57(4):613-620.

Feldman H, Gauthier S, Hecker J, et al. Efficacy of donepezil on maintenance of activities of daily living in patients with moderate to severe Alzheimer's disease and the effect on caregiver burden. *J Am Geriatr Soc.* 2003;51(6):737-744.

Folstein MF, Folstein SE, McHugh PR. Mini-mental state: A practical method for grading the cognitive state of patients for the clinician. *J Psychiatr Res.* 1975;12(3):189-198.

Galik E, Rabins P, Lyketsos C. Dementia. In: Blumenfeld M, and Strain J, eds. *Psychosomatic Medicine*, New York: Lippincott; 2006.

Gauthier S, Emre M, Farlow MR, et al. Strategies for continued successful treatment of Alzheimer's disease: Switching cholinesterase inhibitors. *Curr Med Res Opin.* 2003;19(8):707-714.

Kales HC, Valenstein M, Kim HM, et al. Mortality risk in patients with dementia treated with antipsychotics versus other psychiatric medications. *Am J Psychiatry.* 2007;164(10):1568-1576.

Kaufer DI, Cummings JL, Christine D. Effect of tacrine on behavioral symptoms in Alzheimer's disease: An open label study. *J Geriatr Psychiatry Neurol.* 1996;9(1):1.

Miller ER, Pastor-Barriuso R, Dalal D, et al. Meta-analysis: High dosage of Vitamin E supplementation may increase all cause mortality. *Ann Intern Med.* 2005;142(1):37-W4.

Murman DL, Chen Q, Powell MC, et al. The incremental direct costs associated with behavioral symptoms in AD. *Neurology*. 2002;59(11):1721-1729.

Paulsen JS, Salmon DP, Thal LJ, et al. Incidence and risk factors for hallucinations and delusions in patients with probable AD. *Neurology*. 2000;54(10):1965-1971.

Rabins P, Lyketsos CG. Antipsychotic drugs in dementia: What should be made of the risks? *JAMA*. 2005;294(15): 1963-1965.

Reisberg B, Doody R, Stoffler A, et al. Memantine in moderate to severe Alzheimer's disease. *N Engl J Med*. 2003;348(14):1333-1341.

Ritchie CW., Ch B, Ames D. Meta-analysis of randomized trials of the efficacy and safety of donepezil, galantamine, and rivastigmine for the treatment of Alzheimer disease. *Am J Geriatr Psychiatry*. 2004;12(4):358-369.

Sano M, Ernesto C, Thomas RG, et al. A controlled trial of selegiline, alpha-tocopherol, or both as treatment for Alzheimer's disease. *N Engl J Med*. 1997;336(17):1216-1222.

Scarmeas N, Brandt J, Albert M, et al. Delusions and hallucinations are associated with worse outcome in Alzheimer disease. *Arch Neurol*. 2005;62(10):1601-1608.

Schneider LS, Dagerman KS, Insel P. Risk of death with atypical antipsychotic drug treatment for dementia: Meta-analysis of randomized placebo-controlled trials. *JAMA*. 2005;294(15):1934-1943.

Schneider LS, Dagerman KS, Insel P. Efficacy and adverse effects of atypical antipsychotics for dementia: Meta-analysis of randomized placebo controlled trials. *Am J Geriatr Psychiatry*. 2006; 14(3):191-210.

Seltzer B, Zolnouni P, Nunez M, et al. Efficacy of donepezil in early-stage Alzheimer disease: A randomized placebo-controlled trial. *Arch Neurol*. 2004;61(12):1852-1856.

Sink KM, Holden KF, Yaffe K. Pharmacological treatment of neuropsychiatric symptoms of dementia: A review of the evidence. *JAMA*. 2005;293(5):596-608

Tariot PN, Cummings JL, Katz IR, et al. A randomize, double-blind, placebo-controlled study of the efficacy and safety of donepezil in patients with Alzheimer's disease in the nursing home setting. *J Am Geriatr Soc*. 2001;49:1590-1599.

Winbland B, Kilander L, Eriksson S, et al. Donepezil in patients with severe Alzheimer's disease already receiving donepezil: A randomized controlled trial. *JAMA*. 2006;291:317-324.

Winbland B, Portis N. Memantine in severe dementia: Results of the M-Best Study (Benefit and efficacy in severely demented patients during treatment with memantine. *Int J Geriatr Psychiatry*. 1999;14:135-146.

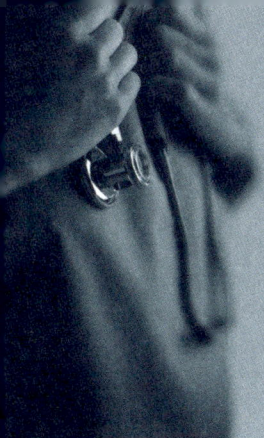

Capítulo 10
CUIDADOS AO FIM DA VIDA

Cynthia Steele

🔑 Pontos-chave
- A maioria das demências é progressiva e terminal.
- A tomada de decisão a respeito dos cuidados ao fim da vida deve começar cedo.
- Os objetivos dos cuidados ao fim da vida são qualidade de vida, dignidade e conforto.

Os cuidados ao fim da vida (CFV) de pessoas com demência representam desafios únicos para os familiares e os outros cuidadores e para os próprios pacientes. Como a maioria das condições que causam demência progride ao longo de muitos anos, pode ser difícil para as famílias perceberem quando o paciente está em fase terminal, de modo que é necessário um planejamento com antecedência. Além disso, muitas famílias nunca discutiram questões sobre o que a pessoa quer ou não quando estiver em estado terminal. O indivíduo com demência, devido a seu comprometimento cognitivo, pode não ser capaz de participar ativamente de muitas decisões. No entanto, os pacientes em estágios leve a moderado, que estejam morrendo por outro motivo, podem ser capazes de decidir ativamente suas preferências de cuidado. A maioria das pessoas com demência morre em ILPIs e, cada vez mais, em lares de terceira idade. As decisões sobre os cuidados ao fim da vida devem ser explicitamente definidos para os profissionais de saúde.

Quais são as características do fim da vida de pacientes com demência? As características clínicas da fase terminal de demência já são estudadas há vários anos. Embora os diferentes tipos de demência tenham características distintas, na fase terminal os pacientes apresentam características incluindo:
- Não caminhar
- Apresentar o vocabulário de seis palavras ou menos
- Disfagia (dificuldade de mastigação e deglutição)
- Infecções recorrentes, como pielonefrite, úlceras de pressão e pneumonia aspirativa
- Incapacidade para vestir-se ou tomar banho
- Incontinências urinária e fecal frequentes

A taxa de progressão para a fase terminal é diferente entre os distintos pacientes, de modo que prever a taxa de sobrevivência é difícil. Em geral, os pacientes vivem de 9 a 20 anos até a morte. A causa mais comum de óbito é pneumonia e outras complicações decorrente de imobilidade, desnutrição e desidratação. Conforme descrito ao longo deste livro, outra maneira de descrever a fase terminal é retornar aos 4 A's do Alzheimer na fase terminal. Eles encontram-se resumidos na Tabela 10.1.

Informações sobre os preditores do momento da morte foram identificados em dois grandes estudos. O primeiro, "The Predictors Study", deriva de um grupo de pacientes com demência por 5 anos. Descobriu-se que aqueles que apresentavam diagnóstico de psicose (alucinações e/ou delírios) e sintomas extrapiramidais (rigidez, tremor, marcha festinante) tinham probabilidade de morrer mais cedo do que aqueles que não apresentavam esses sintomas. Em ou-

Tabela 10.1 Preditores de morte

Sintoma	Manifestações da fase terminal
Amnésia	Memória recente e remota gravemente danificadas ou quase inexistentes
Afasia	Capacidade de articular algumas palavras; balbucios, mudez
Apraxia	Marcha instável ou impossibilidade de andar, dificuldade de mastigação e deglutição
Agnosia	Incapacidade de reconhecer pessoas e ambientes

tro estudo, Volicer desenvolveu uma fórmula para prever quando a expectativa de vida era de 6 meses ou menos em pacientes que tinham febre. Doentes mais idosos, com demência mais grave e que haviam recebido cuidados paliativos em um hospital nos últimos 6 meses tinham expectativa de morte para menos de 6 meses.

As seções seguintes descrevem conceitos-chave úteis no planejamento da assistência, tendo sido adaptadas dos *Alzheimer Association Recommendations for End of Life Care in Assisted Living Residences and Nursing Homes*, de 2007.

Processo de Morte

O processo de morte pode incluir falência múltipla dos órgãos, com falência cardíaca e renal, pele de cor pálida ou manchada e extremidades frias. O indivíduo pode estar não comunicativo, embora os olhos estejam abertos, ou pode estar em coma e desacordado. Um indivíduo nessa situação tem alguns dias ou semanas de vida.

Diretivas Antecipadas

Diretivas antecipadas são documentos legais que descrevem os desejos de uma pessoa em relação a cuidados de saúde. Embora os documentos sejam diferentes em cada estado norte-americano, existem dois tipos principais. O primeiro é o Testamento em Vida. Ele documenta os desejos de cuidados ao fim da vida, para o caso de a pessoa não ser capaz de falar por si mesma. O testamento em vida apresenta muitas limitações, já que não pode antecipar-se a qualquer decisão que possa surgir. Decisões comuns, como o caso da reanimação cardiopulmonar, são, em geral, mais fáceis de serem tomadas do que decidir se a pessoa deve ser levada ao hospital para exames de diagnóstico. O segundo tipo de documento elege uma pessoa para tomar decisões pelo paciente quando este não puder mais fazê-lo. Trata-se de uma Procuração Permanente de Cuidados de Saúde, que permite que a pessoa eleita tome decisões de saúde para o paciente, embora não interfira no campo financeiro.

Embora ambos os documentos sejam importantes para orientar o cuidado, a designação de uma Procuração Permanente de Cuidados de Saúde permite que sejam tomadas decisões que não foram abordadas no Testamento em Vida. A Procuração Permanente de Cuidados de Saúde deve ser dada preferencialmente a alguém escolhido pela própria pessoa. Deve ser alguém que a conheça bem e que possa tomar decisões que sejam coerentes com o que ela queira ou não. Deve ainda ser designado um cuidador extra para o caso de o cuidador principal não estar disponível.

Embora tratem-se de documentos legais, eles não precisam ser elaborados por um advogado. Um método popular de documentar uma "Procuração Permanente de Cuidados de Saúde" é utilizar os chamados "cinco desejos". São simples e de fácil preenchimento. Isso pode ser obtido contatando 1-888- 5 desejos. É legal em 36 estados e no Distrito de Colúmbia. Os cinco desejos são listados a seguir:*

- Quem deve tomar as decisões sobre os meus cuidados quando eu não puder fazê-lo
- Tipo de tratamento médico que quero ou não receber
- Nível de conforto que quero ter
- Como quero que as pessoas me tratem
- O que deve ser informado a meus entes queridos

Cuidados *Hospice*

Cuidados *hospice* são cuidados paliativos prestados a pacientes com doenças terminais, com sobrevida esperada de 6 meses ou menos. São prescritos por um médico e pagos pelo Medicare e pelo Medicaid. Esse tipo de atendimento pode ser prestado em domicílio, em ILPIs e em alguns lares de terceira idade. Os cuidados *hospice* têm sido cada vez mais utilizados em pessoas com demência nos últimos anos, desde que a doença passou a ser considerada terminal.

Cuidados Paliativos

Os cuidados paliativos têm como objetivo aliviar o sofrimento físico, emocional e espiritual. Eles não se concentram na cura de doenças. O cuidado espiritual auxilia pacientes e seus entes queridos a encontrarem um sentido no término da vida.

---

*N. de R.T.: Correspondente à realidade norte-americana.

QUANDO INICIAR UMA DISCUSSÃO A RESPEITO DE CUIDADOS AO FIM DA VIDA

A discussão entre a equipe médica, o paciente com demência e seus familiares deve iniciar no momento do diagnóstico. Isso permite que o paciente participe na medida em que for capaz. Também evita a necessidade de tomar decisões em uma situação de crise. Em muitos casos, a discussão não começa até que o indivíduo seja admitido em uma unidade de cuidados, o que não é o momento ideal.

Além disso, a família deve ser informada que quando o paciente estiver em estágio terminal, ele não será abandonado, embora sejam modificados os objetivos e as condutas de atendimento.

OBJETIVOS DOS CUIDADOS AO FIM DA VIDA

Enquanto no início da doença o foco do atendimento é a participação ativa nas tarefas e a maximização da saúde física, os cuidados na fase final da vida objetivam a qualidade de vida, a dignidade e o conforto. Pode-se considerar que isso é alcançado quando o atendimento condiz com os desejos registrados anteriormente (Procuração Permanente de Cuidados de Saúde) e com os valores culturais e religiosos da pessoa.

VANTAGENS E DESVANTAGENS DAS INTERVENÇÕES MÉDICAS NOS CUIDADOS AO FIM DA VIDA

Reanimação Cardiopulmonar

Os resultados da reanimação cardiopulmonar (RCP) na fase terminal da demência são extremamente ruins. Na realidade, os resultados são positivos em menos de 2% dos casos e poucos desses indivíduos sobrevivem à internação subsequente. Desse modo, as ONRs (ordens para não reanimar) devem ser claramente documentadas no prontuário do paciente e esclarecidas aos cuidadores.

Alimentação Enteral

Há poucas evidências de que a alimentação artificial por meio de sondas de GEP seja benéfica para pacientes com demência em estágio terminal. A perda de peso é muitas vezes inevitável, quer a sonda seja inserida, quer não. Além disso, o uso da sonda não diminui a aspiração de alimentos e líquidos para os pulmões. As complicações da sonda são comuns e incluem retirada acidental, bloqueio e infecção. Tais complicações podem resultar em uma internação em pronto-socorro, o qual pode ser muito traumática para os pacientes em fase terminal. Complicações adicionais da sonda de alimentação incluem necessidade de conter o paciente para evitar que ele retire a sonda, falta de sabor dos alimentos, falta de contato próximo com os cuidadores, diarreia, náuseas e distensão abdominal.

Tratamento da Febre

A febre foi amplamente estudada por Volicer e colaboradores. Os resultados de suas pesquisas revelaram que os esforços para diagnosticar a origem da febre são bem-sucedidos em apenas 30% das vezes. Os autores descobriram que pacientes com febre, extensivamente avaliados e com administração de antibióticos não sobreviveriam por mais tempo do que aqueles que foram tratados sintomaticamente com antitérmicos e oxigênio. Assegurar o uso de cobertores elétricos e ventiladores também pode ajudar a promover conforto.

Hospitalização

Em geral, a transferência do paciente em estágio terminal para o hospital é muito prejudicial. Ele precisa ser transferido por meio de ambulâncias e, muitas vezes, implica em restrições, sendo tratado por médicos e enfermeiros desconhecidos a ele. Exames invasivos podem culminar em restrição e sedação, aumentando o risco de descondicionamento e, ainda, o desenvolvimento de infecções intra-hospitalares. O paciente, nessa situação, frequentemente puxa e retira os acessos intravenosos e a sonda Foley.

Hidratação Artificial

Quando o paciente não consegue engolir, pode ocorrer desidratação. A hidratação intravenosa costuma apresentar várias desvantagens. Ela pode resultar em sobrecarga de fluidos quando há falência em outros órgãos, como coração e rins. É desconfortável para o paciente, devido ao aumento das secreções e à eventual necessidade de aspiração e restrição ao leito. Por sua vez, a desidratação da fase terminal reduz as secreções, controla a tosse e diminui a formação de urina, o que evita outras complicações futuras, como a septicemia decorrente de úlceras de decúbito.

CUIDADOS ADEQUADOS ATÉ O FIM

Os pacientes com demência em estágio terminal devem receber atenção meticulosa. Alguns utilizam o termo "cuidados intensivos modificados". Conforme já mencionado, o foco de atenção desvia-se para:
- Administração da dor
- Alimentação
- Cuidados com a pele
- Cuidados com o intestino
- Higiene oral
- Manutenção da dignidade
- Apoio espiritual

Manejo da Dor

Existem muitas causas potenciais de dor/desconforto na fase terminal da demência. Elas incluem contraturas, ou quase imobilidade total, e infecções, em geral, no trato urinário. Embora a detecção de dor/desconforto seja um desafio quando o paciente é incapaz de falar, há alguns indicadores que podem ser reconhecidos:
1. Respiração ruidosa
2. Expressões não verbais, gemidos, gritos
3. Expressão facial triste
4. Expressão facial assustada, testa franzida
5. O paciente protege uma parte do corpo quando movido ou tocado
6. Postura corporal tensa
7. Inquietação

Uma vez que diversos protocolos específicos têm sido desenvolvidos para o tratamento da dor de pacientes em estágio terminal, pode-se tentar diversas opções. Pode-se mudar o paciente de decúbito com frequência, inspecioná-lo buscando por roupas apertadas e verificar se a temperatura do quarto está muito quente ou muito fria. É essencial que os funcionários determinem se o paciente não tem uma infecção urinária ou oral antes de iniciar o uso de analgésicos. Uma inspeção prévia em todo o corpo é essencial. Há muitas opções de medicamentos para a dor, do Tylenol à morfina. Um funcionário que conheça bem o paciente pode avaliar a eficácia das intervenções farmacológicas e não farmacológicas.

Alimentação

A alimentação é uma questão emocionalmente difícil para as famílias nos últimos estágios de demência. Os problemas mais comuns nessa fase são:
- Perda de apetite
- Incapacidade de reconhecer os alimentos
- O paciente recusa-se a abrir a boca
- Dorme durante as refeições
- Tem dificuldade para mastigar e engolir, sob risco de asfixia
- Armazena os alimentos na boca

Diversas medidas têm sido sugeridas com o objetivo de auxiliar nesses problemas de alimentação:
- Líquidos espessos e alimentos como bolos são mais fáceis de serem reconhecidos pelo organismo para iniciar o processo da deglutição.
- Fornecer líquidos mornos, já que os pacientes não têm a capacidade de julgar temperaturas e podem se queimar com líquidos quentes, como café.
- Posicionar o paciente adequadamente, com a cabeça elevada em um ângulo de 45°.
- Usar um canudo para os que conseguem sugar.
- Sentar-se ao nível dos olhos e alimentar o paciente lentamente, alternando entre alimentos pastosos e líquidos.

- Para aqueles que mordem a colher, substituí-la por uma de bebê, pequena, que tenha um revestimento de borracha na extremidade que abriga o alimento.
- Colocar algo de que o paciente goste, como sorvete, na extremidade da colher, junto ao alimento, para que ele comece a comer.
- Afagar sua garganta, do queixo ao pescoço.
- Alimentar o paciente em um ambiente silencioso e sem distrações.

Infelizmente, a incapacidade de comer e beber é uma característica da fase terminal da demência. Os familiares precisam ser instruídos de que em algum momento é melhor interromper as tentativas de alimentar seu ente querido.

Cuidados com a Pele

Vigiar atentamente a pele é um dos aspectos mais importantes da prestação de cuidados de excelência no final da vida dos pacientes. Registre se há áreas lesadas ou avermelhadas na pele, pois isso pode ajudar muito nas intervenções de planejamento e avaliação. Nos idosos, a pele fica fina e as lacerações são comuns e, em muitos casos, inevitáveis. Um esforço para impedi-las inclui acomodar as extremidades do membro superior com toalhas, travesseiros ou roupas quando for movê-los. Extremos de umidade e ressecamento devem ser evitados. Roupas e colchões macios podem prevenir a irritação da pele, bem como o uso de sabonetes abrasivos. Se o paciente está em uma cadeira de rodas, almofadas que reduzam o deslizamento podem ajudar a mantê-lo adequadamente alinhado. Também pode-se usar acolchoamento em forma de cunha na cadeira.

Lacerações na pele acontecem quando ela é puxada na direção oposta ao corpo do paciente. Isso pode acontecer quando ele é elevado da cama e sua pele adere aos lençóis úmidos. A colocação de lençóis móveis é útil tanto em casa quando em ILPIs, pois ajuda a mover o paciente sem causar lesões na pele.

Devido à imobilidade, sempre há risco de ocorrerem úlceras de decúbito. As medidas para evitá-las incluem a proteção das proeminências ósseas, como pés, calcanhares, tornozelos, joelhos, nádegas, sacral, lombar, escápulas, orelhas, seios e cotovelos. Tais áreas de alto risco devem ser acolchoadas, mas as ruptura da pele nem sempre podem ser evitadas, mesmo sob os cuidados mais atentos. Além disso, virar e reposicionar o paciente a cada duas horas e usar colchões de ar, que variam a pressão sobre a pele, também pode ajudar.

Cuidados com a Bexiga e o Intestino

A constipação é comum no final da vida dos pacientes. Embora seja recomendada uma dieta rica em fibras, junto a hidratação adequada (em geral 2 litros/dia), isso muitas vezes não é possível. As evacuações e flatulências devem ser monitoradas diariamente e documentadas com clareza. Se não houver evacuação em três dias, sugere-se a utilização de medicação oral, como leite de magnésia. Se isso não resolver, podem ser utilizados supositórios, os quais têm mais efeito se aplicados depois do almoço. Se tais esforços falharem e o paciente passar 4 dias sem evacuar, podem ser utilizados enemas.

As infecções do trato urinário também são um risco aos que estão imóveis e bebem pouco líquido. Os cuidadores que lidam diretamente com o paciente devem estar atentos a uma mudança na cor ou no odor da urina, bem como à frequência de micção. Como essas infecções em geral causam dor, os antibióticos são uma opção. Existem novas fraldas para incontinência que contêm gel, as quais ajudam a conter grandes volumes de urina. Entretanto, os pacientes devem ser inspecionados com frequência para a detecção de umidade e trocados tão frequentemente quanto necessário a fim de evitar infecções e erupções cutâneas. As fraldas molhadas ou sujas devem ser colocadas em sacos plásticos e retiradas imediatamente do quarto, para evitar o odor de urina e de fezes.

Higiene Oral

A prestação de cuidados orais pode ser uma das tarefas mais desafiadoras do cuidado com o paciente terminal, embora seja uma das mais importantes. Manter a boca limpa e o hálito fresco é essencial não só para a saúde, mas também para a dignidade. Os problemas mais comuns dos cuidados incluem boca seca, cáries, dentes quebrados e doenças periodontais. Muitas vezes, tais problemas são fonte de dor, mas também podem contribuir para a recusa do paciente em abrir a boca para possibilitar a higiene oral.

Os dentes devem ser escovados após a principal refeição do dia. Apesar de cuidar da boca, a cavidade oral deve ser inspecionada, e o muco e as partículas de alimento devem ser removidos com uma escova de dentes de espuma abrasiva. Se tal não estiver disponível, pode-se utilizar uma gaze envolta em um abaixador de língua, desde que a gaze esteja bem aderida ao abaixador, a fim de evitar aspiração. A saliva artificial pode aliviar a sensação de boca seca, estando agora disponível em pequenos frascos de *spray*.* A sede pode ser aliviada por chumaços de gaze na boca e lâminas de gelo, se o paciente puder tolerá-las.

Os cuidadores não devem colocar os dedos entre os dentes do paciente. Se ele se recusa a abrir a boca, pressionar as bochechas e mandíbula pode ajudar. Em muitos casos, é necessário que uma pessoa faça o atendimento e outro segure as mãos do paciente resistente.

Uma limpeza bucal profissional de rotina é o ideal, mas isso costuma ser muito difícil na fase terminal da demência. No entanto, se um dente estiver quebrado ou infectado, deve-se considerar sua remoção. A prestação de cuidados de higiene oral e bucal pode ser muito desafiadora, mas trata-se de um aspecto essencial para a saúde e a dignidade.

Manutenção da Dignidade

A prestação de cuidados que atentam para a dignidade garantem um ambiente agradável a paciente, funcionários, amigos e familiares. Esses cuidados incluem:
- Manter os óculos limpos e em uso
- Garantir que os aparelhos auditivos estejam funcionando e em uso
- Arrumar o cabelo como o paciente costumava fazê-lo
- Usar maquiagem, se o paciente estiver habituado a ela
- Manter os homens afeitados ou com barba aparada

Também é importante evitar roupas de hospital e vestir o paciente com suas próprias roupas. Isso pode ser difícil quando há rigidez e contraturas. Camisas com botões na parte da frente podem

---
* N. de R.T.: Não disponível no Brasil.

ser abotoadas para trás ou ter sua parte de trás cortada, para que possam ser colocados sem ter que virar o paciente. O mesmo pode ser feito com vestidos.

Como sempre, deve-se falar com a pessoa, mesmo que ele pareça não perceber que há alguém por perto. Os cuidadores devem continuar informando o paciente do que pretendem fazer antes de começar. Um toque suave pode ser reconfortante e ganha a atenção do paciente antes de o atendimento ser prestado. Conforme já mencionado neste livro, se forem necessários dois cuidadores, um deve concentrar-se no atendimento enquanto o outro fala com a pessoa. A decisão de quem fará o cuidado e de quem falará deve ser tomada antes de se aproximarem do paciente. Os cuidadores nunca devem falar sobre o paciente como se ele não estivesse presente. Restrições devem ser evitadas, já que sempre aumentam seu desconforto e ansiedade.

Convulsões

As convulsões ocorrem em aproximadamente 10% dos casos de demência em fase terminal. Se elas resultam em possibilidade de prejuízo para o paciente, pode ser considerado o uso de anticonvulsivantes. Se o paciente encontra-se acamado, com protetores laterais no leito, em muitos casos, esses medicamentos podem ser evitados, pois resultam em sonolência excessiva. Muitas vezes, as famílias estão assustadas por causa das crises e precisam ser informadas a respeito da utilidade de manter a segurança do paciente e da possibilidade de utilização de medicamentos.

Espiritualidade

Os cuidadores devem conhecer quais práticas espirituais e/ou religiosas eram importantes para a pessoa antes da doença. Cantar hinos ou colocar músicas familiares pode ser reconfortante. Como muitas pessoas aprendem orações básicas muito cedo na vida, elas podem ser lidas para o paciente no estágio terminal. O modo como se lida com os pacientes terminais difere de acordo com a cultura e a crença religiosa. Tendo-se em vista a crescente diversidade cultural, tais costumes devem ser respeitados.

Ajudar os Familiares

Comunicar claramente os familiares a respeito da condição do paciente é o melhor modo de ajudá-los. É comum que as visitas se sintam muito embaraçadas quando o paciente permanece mudo e imóvel. Como é muito difícil prever quando a morte é iminente, muitas famílias mantêm uma vigília de vários dias ou horas à beira do leito, sem saber o que fazer. Eles devem ser instruídos a proporcionar gestos de conforto, como afagos suaves das mãos e dos braços, aplicação de loções calmantes e umedecimento dos lábios. Uma característica do processo de morte é o surgimento de padrões respiratórios irregulares, como a respiração de Cheyne-Stokes. Nesse padrão, o paciente inspira profundamente, o que é seguido de inspirações cada vez mais superficiais e um período de apneia. Se as famílias forem informadas a respeito desse padrão respiratório, ficarão menos assustadas com ele.

A equipe deve permitir que as famílias visitem o paciente sempre que sentirem necessidade. Deve-se oferecer cobertores ou um leito para passar a noite, caso solicitado. Se possível, providencie lanches e refeições. Uma maneira de trazer proximidade e sentido para a vida do paciente é incentivar os membros da família a falarem a respeito de como ele era antes da doença.

Quando o fim está próximo, não é raro que surjam conflitos familiares. Trata-se da ocasião na qual os familiares que não estavam diretamente envolvidos no cuidado se reúnem. Nos Estados Unidos, isso é muitas vezes chamado de "a síndrome da filha da Califórnia". Nos casos típicos, uma pessoa não envolvida diretamente com os cuidados critica o que tem sido feito pelo cuidador principal. Em tais situações, os profissionais de saúde podem fazer uma reunião com os membros da família e explicar as razões para determinados procedimentos terem sido, ou não, utilizados.

APÓS A MORTE

Após a morte do paciente, os familiares defrontam-se com várias questões de interesse comum. Mesmo quando os entes queridos estão bem preparados, a morte pode ser extremamente perturbadora. Essa dor aguda pode ser surpreendente para os cuidadores, que muitas vezes se perguntam o motivo de tamanha perturbação uma vez que sabiam o que estava por vir. Isso ilustra a diferença entre a compreensão intelectual da doença e a reação emocional a ela. Essas pessoas devem ser tranquilizadas de que esses sentimentos ocorrem com a maioria das pessoas.

Devido à longa duração da demência, alguns cuidadores se sentem aliviados com a morte do paciente, o que lhes traz culpa. Aqueles que vêm ao funeral podem criticar essa sensação de alívio. O fim da longa saga de cuidados traz ao cuidador a necessidade de se reorganizar e preencher seu tempo. Esse processo varia de pessoa para pessoa. Diferentes membros da família passarão pelo processo de luto, cada um a sua maneira e em seu tempo.

O uso da autópsia para determinação do tipo de demência deve ser discutido previamente, embora, na maioria dos casos, só seja abordada após a morte do paciente. Profissionais experientes realizam diagnósticos bastante precisos durante a vida. Considerando que o diagnóstico clínico é preciso em mais de 90% dos casos, a autópsia não é necessária. Quando o diagnóstico foi claro, achados de necropsia podem ajudar as famílias e, muitas vezes, fornecer garantias de que todos os tratamentos possíveis foram realizados. A autópsia também é importante para contribuir para o conhecimento por meio da pesquisa. Mais uma vez, conhecer as práticas religiosas do paciente e de seus familiares permitirá prever se os cuidadores aceitariam ou não uma autópsia. Eles devem ser informados de que se o cérebro for removido, o caixão poderá ser mantido aberto e não haverá sinais visíveis do procedimento.

CONCLUSÕES

O cuidado do paciente com demência em estágio terminal pode ser difícil para os funcionários e os membros da família. Se eles forem preparados por meio das orientações descritas neste capítulo, o processo de cuidado adquirirá uma estrutura e um roteiro. Isso minimizará a ansiedade, assegurando a todos a certeza de terem feito tudo o que era possível.

REFERÊNCIAS

The Alzheimer Association. *Dementia Care Practice Recommendations, Phase 3: End-of-Life Care*. The Alzheimer Association; Chicago, Illinois, 2007.

Carlson MC, Brandt J, Steele C, Baker A, Stern Y, Lyketsos CG. Predictor index of mortality in dementia patients. *J Gerontol A Biol Sci Med Sci*. September, 2001;56(9):M567-M570.

End of Life: Helping with Comfort and Care. Bethesda: National Institute on Aging, National Institutes of Health; January 2008.

Mitchell SL, Teno JM, Kelly DK, Schaffer ML, Jones RN, Prigerson HG, Volicer L. The clinical course of advanced dementia. *N Engl J Med*. October 15, 2009;361(16):1529-1538.

Rabins PV, Lyketsos G, Steele C. *Practical Dementia Care*. 2nd ed. Oxford: Oxford University Press; 2006.

Volicer L. Goals of care in advanced dementia: Quality of life, dignity and comfort. *J Nutr Health Aging*. November-December, 2007; 11(6):481.

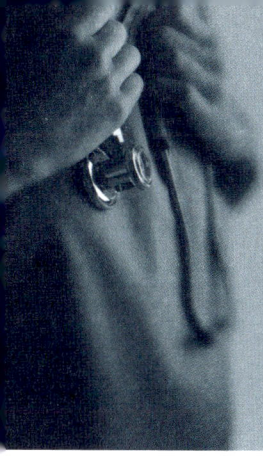

Apêndice A
ORIENTAÇÕES À FAMÍLIA

Cynthia Steele

ORIENTAÇÕES À FAMÍLIA – 1: O QUE É DEMÊNCIA?

No passado, termos como "senilidade", "síndrome cerebral orgânica" ou "confusão do fim da vida" foram utilizados para descrever pessoas idosas que tinham dificuldades de raciocínio e memória. A compreensão do que é um envelhecimento normal e do que é um anormal avançou, de modo que novos termos são utilizados. Os médicos definem a demência como:

Um *declínio global* das habilidades intelectuais, de *gravidade suficiente* para interferir no aspecto ocupacional e/ou social. Não há *comprometimento na consciência*.

O que isso significa?
- Declínio global significa que mais de um aspecto do raciocínio é afetado. Uma pessoa com problemas de memória ou dificuldade para falar isoladamente não pode ser classificada como demenciada. As pessoas com demência têm perdas na memória e dificuldades de comunicação, tomada de decisões e planejamento.
- Gravidade suficiente para comprometer a capacidade funcional significa que os problemas do paciente são graves o suficiente para causar problemas em sua vida diária. Os problemas mais comuns incluem não se lembrar de pagar as contas, não ser capaz de planejar, comprar e preparar as refeições e perder-se em lugares conhecidos.

- Sem comprometimento da consciência significa que o indivíduo afetado encontra-se acordado e alerta. Isso diferencia uma pessoa com demência de uma pessoa que está apenas com sono e não consegue manter a sua atenção devido a uma doença – como pneumonia e febre – ou devido a medicamentos, anestesia ou álcool.

O que Causa a Demência?

Algumas condições podem mimetizar uma demência, devendo ser identificadas e tratadas. Tais condições são depressão, intoxicação por medicamentos prescritos e fitoterápicos de venda livre, doenças da tireoide e anemia.

Existem muitas causas para a demência. Algumas evoluem ao longo do tempo e outras não. As causas incluem acidente vascular encefálico, doença de Parkinson, doença de Huntington, além de diversas outras. A doença de Alzheimer (DA) é a causa mais comum de demência. Ela pode ser diagnosticada com precisão e conta com uma variedade de tratamentos disponíveis na atualidade.

ORIENTAÇÕES À FAMÍLIA – 2: DOENÇA DE ALZHEIMER

A **doença de Alzheimer (DA)** é a causa mais comum de demência nas fases tardias da vida. A DA tem início gradual e piora ao longo de vários anos. Os sintomas comuns da doença de Alzheimer começam com a letra A, sendo conhecidos como os 4 A's da DA. Cada um dos sintomas causa dificuldades na vida diária.

- **Amnésia** (Memória). A DA leva à dificuldade de registro de novas memórias e de sua recordação. Um exemplo comum pode ser quando o paciente faz a mesma pergunta várias vezes e perde seus pertences. Esses problemas ocorrem porque a parte do cérebro envolvida no registro de novas memórias está danificada.
- **Afasia** (Linguagem). A DA altera a capacidade do paciente de se comunicar com os outros e entender o que está sendo dito a ele. Muitos pacientes apresentam dificuldades para encontrar palavras e seu discurso torna-se vago e vazio. Têm ainda dificul-

dade para entender o que lhes está sendo dito. Problemas com a linguagem são frustrantes para o paciente e para o cuidador.
- **Apraxia** (Desempenho de tarefas). A DA danifica as partes do cérebro que estão envolvidas no planejamento e no controle do corpo para executar tarefas. Entre os exemplos mais comuns estão colocar as roupas do avesso e pegar os alimentos com as mãos, em vez de usar talheres. As tarefas devem ser simplificadas para indivíduos com esse sintoma. Muitas vezes, iniciar a tarefa – como colocar comida no garfo e entregá-lo ao paciente – pode induzi-lo a continuar.
- **Agnosia** (Reconhecimento do mundo). Embora as pessoas com DA possam ver o mundo, a doença dificulta sua capacidade de reconhecerem o que veem. Um exemplo comum é o de uma pessoa que para diante da geladeira olhando para o leite, mas é incapaz de reconhecê-lo. Alguns pacientes podem ser incapazes de reconhecer seu cuidador, tornar-se não colaborativos ou fugir deles.

ORIENTAÇÕES À FAMÍLIA – 3: ALIMENTAÇÃO

Muitas pessoas com doença de Alzheimer apresentarão dificuldades para comer e perderão peso. Existem muitas causas de redução na alimentação, por exemplo, o paciente pode não se lembrar se comeu ou não, ser incapaz de pedir comida devido a problemas de linguagem, ter dificuldades para abrir embalagens complicadas e para preparar refeições, incapacidade de reconhecer ou encontrar comida e bebidas. Além disso, qualquer fonte de dor – como dor de dente – pode reduzir a ingestão de alimentos e líquidos. As seguintes dicas podem ajudar:

- Forneça refeições em um lugar tranquilo e organizado. Ruídos de televisão ou outros barulhos podem perturbar profundamente a pessoa com DA.
- Sirva somente um tipo de alimento por vez, em pequenas quantidades. Ter muitas escolhas pode ser ruim para o paciente.
- Coloque uma mesa simples, com um prato contrastando com um jogo americano de cor diferente e um único talher.
- Forneça as refeições seguindo horários programados e mantenha petiscos e bebidas facilmente visíveis para o paciente que precise comer e beber mais.

- Forneça bebidas a cada 2 horas, em vez de perguntar à pessoa se ela está com sede.
- Quando o paciente não conseguir mais cortar os alimentos, corte-os na cozinha, antes de servir, para preservar a dignidade da pessoa.
- Se o paciente engasga com líquidos pouco espessos, adicione espessantes, disponíveis em farmácias. Mantenha a saúde bucal, com visitas regulares ao dentista ou ao higienista.
- Se o paciente come muito pouco, melhore sua nutrição, acrescentando calorias a sua dieta regular. Às vezes, colocar algo doce na ponta da colher incentivará o paciente a comer.
- Os alimentos que se podem comer com as mãos são mais fáceis para os que não conseguem mais usar talheres.

ORIENTAÇÕES À FAMÍLIA – 4: VESTIR O PACIENTE

Vestir o paciente com demência pode ser um desafio. O processo de trocar de roupas pode ser interrompido em diferentes etapas, como na incapacidade de escolher a roupa, na dificuldade de colocá-la corretamente, no uso permanente das mesmas peças e na recusa de trocá-las. Tal como ocorre com outras tarefas complicadas, é preciso determinar em que ponto do processo o paciente está tendo problemas e fornecer-lhe a ajuda necessária.

Sugestões

- Limite as opções: retire tudo do armário e coloque à vista um conjunto de roupas de que o paciente goste.
- Dê tempo suficiente: agende os compromissos para o final da manhã ou da tarde. Fazer o paciente apressar-se pode bloquear o processo e frustrar a todos.
- Quando o paciente for tomar banho, tire as roupas sujas de sua vista. Substitua-as por roupas limpas.
- Escolha roupas que sejam fáceis de serem colocadas e tiradas. Agasalhos, calças com elástico na cintura, sapatos com tiras de velcro e gravatas com zíper podem proporcionar maior independência.

- Se o paciente insiste em usar repetidamente as mesmas peças, a aquisição de conjuntos de roupas semelhantes a partir de catálogos pode ajudar.
- Esteja preparado para as oportunidades de trocar de roupa. Se o paciente resiste à troca, mantenha as peças íntimas e demais roupas no banheiro, de modo que enquanto ele está sentado no vaso sanitário e seminu, as roupas limpas possam ser rapidamente colocadas.
- Seja flexível: se surgirem impasses na hora da troca de roupa, deixe o assunto de lado e tente novamente mais tarde. Às vezes é melhor deixar o paciente dormir com a mesma roupa e tentar trocar na manhã seguinte.

ORIENTAÇÕES À FAMÍLIA – 5: BANHOS

Problemas com os banhos são muito comuns no cuidado de pessoas com demência. Os pacientes podem não colaborar com o banho por várias razões. Eles podem ter-se esquecido de como tomar banho, estão assustados ou com frio ou não reconhecem seu cuidador. Muitos interpretam as tentativas de dar banho como "alguém tentando prejudicá-los".

Sugestões

- Baseie-se em rotinas prévias. Se a pessoa sempre tomava banho no chuveiro, resistirá menos ao chuveiro do que à banheira.
- Organize-se: reúna previamente sabonete, toalhas, esponjas e roupas limpas.
- Encha a banheira com antecedência a fim de diminuir o ruído, que pode assustar o paciente.
- Planeje o banho para o momento em que o paciente está descansado e mais cooperativo.
- Dê as instruções um passo a cada vez.
- Assegure-se de que o paciente está aquecido, cobrindo-lhe com uma grande toalha ou lençol de flanela e lavando uma parte do corpo por vez. Compre um roupão atoalhado para vestir-lhe logo que o banho estiver concluído. Isso dará início ao processo de secagem e garantirá privacidade e aquecimento.

- Dê ao paciente o sabonete e a esponja para que ele possa iniciar o banho.
- Uma ducha de mão, com cabo flexível, pode permitir que o cuidador lave o paciente com facilidade.
- Coloque um banco sob o chuveiro ou na banheira e instale barras de apoio para evitar escorregamentos. Coloque uma toalha sobre o banco para evitar que o paciente escorregue e para proporcionar-lhe conforto.

ORIENTAÇÕES À FAMÍLIA – 6: IR AO BANHEIRO

A perda de controle vesical e intestinal não é esperada até os estágios terminais da demência. Antes dessa fase, podem ocorrer acidentes, por razões diversas. Com um bom planejamento, em geral os acidentes podem ser evitados. Os pacientes tornam-se distraídos e não percebem que precisam ir ao banheiro, até que já seja tarde. Também podem esquecer onde fica o banheiro. Roupas complicadas levam muito tempo para serem abertas ou tiradas. Eles podem não reconhecer o banheiro e utilizar outros objetos do lugar, como lixeiras.

Sugestões

- Estabeleça uma rotina: perguntar ao paciente se ele está com vontade de usar o banheiro é insuficiente para evitar acidentes. É preciso acompanhar a pessoa ao banheiro pelo menos a cada 2 horas.
- Simplifique as vestimentas: elimine roupas complicadas, como meias-calças, cintos e zíperes. Substitua botões por velcros ou elimine-os, adotando calças com elástico na cintura.
- Limite a ingestão de líquidos à noite e evite cafeína, a fim de reduzir o risco de acidentes noturnos.
- Planeje antecipadamente: localize os banheiros que permitam acompanhantes em *shopping centers* e aeroportos. Por segurança, tenha sempre uma muda de roupa consigo.

- Se as intercorrências tiverem início abrupto, leve o paciente a uma consulta médica para exames de rotina. Ele pode estar com infecção.
- Ao viajar, pare ao menos a cada duas horas e leve o paciente ao banheiro. Colocar uma placa na porta do banheiro com a inscrição "ajudando parente doente" pode ajudar a garantir maior privacidade.

ORIENTAÇÕES À FAMÍLIA – 7: PLANEJAMENTO DE ATIVIDADES

Os pacientes de Alzheimer perdem gradualmente a capacidade de planejar seu dia. Aos poucos, as atividades que desempenhavam no passado – como cozinhar, cuidar do jardim e realizar passatempos diversos – tornam-se muito difíceis, podendo ser frustrantes. Quando perdem a noção de tempo, os pacientes podem levantar-se durante a noite e querer ir para o trabalho. A rotina de atividades durante o dia oferece segurança e promove descanso e sono noturno. Sem uma rotina, muitos pacientes seguem seu cuidador o dia todo.

Sugestões

- Tente levantá-lo de manhã e levá-lo para a cama à noite sempre no mesmo horário. Manter o paciente acordado e ativo durante o dia ajuda a garantir uma boa noite de sono.
- Elabore um planejamento por escrito das tarefas do dia, deixando tempo suficiente para concluir tranquilamente atividades como vestir-se e tomar banho. Isso será útil a outros profissionais de saúde que prestam atendimentos esporádicos.
- Relembre as atividades apreciadas pelo paciente antes da doença. Desmembre-as em etapas breves e elogie a conclusão de cada etapa.
- Para muitos pacientes, repetir a mesma atividade diversas vezes é reconfortante e não enfadonho, como pode parecer.
- As atividades físicas e ao ar livre são úteis. Até mesmo uma caminhada no quintal ou em torno de um *shopping center* pode ser agradável.

- Ter um planejamento diário também auxilia na hora de pedir ajuda a outras pessoas. Pode-se dizer diretamente "Bob realiza caminhada às 11 horas, todos os dias. Você pode vir e levá-lo?".
- Se o paciente se cansa com facilidade no período da tarde, permita que ele se sente para ouvir música ou folhear revistas. Entretanto, evite sonecas, se possível.
- Após o jantar, proponha uma atividade que o agrade bastante, estimulando-o a permanecer mais tempo acordado e possibilitando que ele durma a noite toda.

ORIENTAÇÕES À FAMÍLIA – 8: COMUNICAÇÃO

Dificuldades de comunicação são comuns na demência e muitas vezes decepcionantes, tanto para o paciente quanto para o cuidador. Exemplos de problemas de comunicação incluem:

- Dificuldade de encontrar as palavras, sensação de que elas estão "na ponta da língua"
- Perda da linha de raciocínio
- Dificuldade de entender o que está sendo dito

Sugestões

- Certifique-se de que o paciente está prestando atenção em você antes de falar.
- Fale devagar, em um tom de voz baixo e calmo.
- Use gestos para demonstrar o que quer ("sente-se aqui", batendo no assento da cadeira).
- Use palavras simples e diretas.
- Simplifique a mensagem em uma ou duas ordens.
- Dê as instruções um passo de cada vez.
- Tranquilize em vez de buscar uma explicação. Palavras como "vou aguardar seu retorno" oferecem muito conforto para alguém que se recusa a participar da atividade programada para o dia.
- Responda às perguntas repetitivas com palavras-chave ou frases simples.
- Tente encontrar a palavra para alguém que está se esforçando para falar.
- Observe as linguagens corporal e facial para melhor compreender o que o paciente está dizendo.

- Ouça atentamente as palavras-chave.
- Ao tentar comunicar-se, elimine distrações, como rádio e TV.

ORIENTAÇÕES À FAMÍLIA – 9: MEDICAMENTOS

É muito importante tomar os medicamentos corretamente. A perda de memória e a dificuldade de concentração causadas pela demência tornam o uso correto da medicação um desafio. Tomar doses extras pode ser tão prejudicial quanto esquecer de tomá-las. Quando os pacientes têm mais de um médico prescrevendo medicamentos, a chance de erro é ainda maior. É necessário supervisionar o uso dos medicamentos, mesmo nos estágios iniciais da doença.

Sugestões

- Elabore listas:
  - Liste em uma folha todos os medicamentos, incluindo ervas, vitaminas e suplementos, suas doses, sua frequência e o nome do médico. Armazene todos os medicamentos em um só local.
  - Realize uma busca por medicamentos em toda casa (incluindo armários da cozinha, bolsos de roupão de banho, armários, bolsas, casacos, armários do banheiro).
  - Leve a lista de medicamentos para cada consulta de revisão médica.
  - Descarte medicamentos fora do prazo de validade ou que deixaram de ser utilizados.
  - Nos estágios iniciais da demência, supervisione o uso dos medicamentos.
  - Utilize uma caixa organizadora semanal de comprimidos.
  - Conte o número de pílulas regularmente para verificar seu uso correto.
  - Desenvolva um cronograma simples para que o paciente o siga.
- Quando detectar erros:
  - Retire todos os medicamentos que estejam com o paciente.
  - Mantenha os medicamentos armazenados em um local seguro.

- Dê os comprimidos ao paciente somente no momento em que serão ingeridos; comprimidos deixados em qualquer lugar podem perder-se. Verifique se ele engole de fato o comprimido.
- Se o paciente recusa o medicamento, peça ao médico para trocá-lo por líquidos alternativos ou verifique se o comprimido pode ser triturado e misturado a um alimento de que o paciente goste, como sorvete ou pudim.
- Tenha cuidado ao utilizar medicamentos vendidos sem receita. Questione o médico antes de fazer uso de comprimidos para gripes e resfriados e também chás para melhorar o sono.

ORIENTAÇÕES À FAMÍLIA – 10: ALUCINAÇÕES

Alguns pacientes com doença de Alzheimer ou outras demências desenvolverão alucinações. Esse sintoma pode ser angustiante, tanto para o paciente quanto para seu cuidador. Quando ocorrer, o médico deverá ser informado, para que o tratamento seja discutido.

Tais experiências são reais para o paciente e podem ser assustadoras.

- As alucinações envolvem ver objetos ou ouvir vozes quando não há nada lá.
- As alucinações mais comuns são ver objetos, animais ou pessoas.
- Podem ocorrer como resultado de outra doença, infecção, efeito colateral de medicamento ou anestesia.
- Quando o paciente tem alucinações após uma cirurgia, ele pode assustar-se e tentar fugir das visões, colocando a sua segurança em risco.

Sugestões

- Atente para os sinais de doença ou infecção. Exemplos incluem início súbito de incontinência (perda de urina acidental), tosse, sonolência ou marcha instável.
- Avise o médico sobre o episódio.
- Tranquilize-o. Você pode dizer: "eu não vejo as pessoas, mas vou mantê-lo seguro".

- Distraia-o. Leve o paciente a outro lugar ou mude de atividade, o que pode distraí-lo.
- Se possível, permaneça com o paciente enquanto ele estiver hospitalizado, evitando o uso de contenção e sedação.

Ao contrário da alucinação, a ilusão trata-se de uma interpretação equivocada de algo que existe. Alguns exemplos são:
- Ver uma planta alta em uma sala escura e confundi-la com uma pessoa.
- Acreditar que uma porta batendo é uma arma de fogo.

As ilusões podem ser minimizadas, por exemplo, removendo-se o lixo e certificando-se de que a iluminação está adequada, fechando-se as cortinas à noite e evitando-se sombras no chão.

ORIENTAÇÕES À FAMÍLIA – 11: DELÍRIOS

Muitos pacientes com demência desenvolvem delírios. Delírios são falsas crenças fixas. Tais crenças são fortemente arraigadas e os pacientes não podem ser convencidos do contrário. Os delírios podem resultar em agressão, pondo os pacientes e seus cuidadores em risco.

Nos delírios mais comuns da demência, o paciente acredita que:
- Alguém o está roubando.
- Há pessoas na casa que na realidade não estão lá.
- Os cuidadores não são quem dizem ser.
- Seus alimentos e medicamentos estão envenenados.
- Seu cônjuge é infiel.

Sugestões

- Evite discutir ou tentar argumentar com o paciente.
- Garanta-lhe que você o manterá seguro.
- Tente encontrar as coisas que ele diz terem-lhe roubado.
- Informe o médico sobre a ocorrência dos delírios.
- Procure distraí-lo. Por exemplo, se ele diz estar olhando para sua mãe falecida, diga: "eu não a tenho visto ultimamente, mas vamos fazer um lanche e enquanto isso você me conta como ela vai".
- Verifique se ele está seguro e não tem como escapar de casa.

ORIENTAÇÕES À FAMÍLIA – 12: DEPRESSÃO

A depressão é uma complicação comum da demência e causa sofrimentos desnecessários para pacientes e cuidadores. Inicialmente tratada como uma consequência natural da demência, a depressão ocorre em torno de 20 a 40% dos pacientes, podendo ser tratada com sucesso. Ninguém pode "sair" da depressão por "ser forte". Muitos pacientes não se queixam de se sentirem tristes ou deprimidos. É muito importante compreender que a depressão é uma doença química, como o diabete, e não uma reação normal à consciência de se ter demência.

Os sintomas de depressão na demência incluem mudanças em:
- Humor – choro, perda de prazer
- Comportamento – irritabilidade, falta de cooperação
- Apetite – comer mais ou comer menos
- Sentimentos – baixa autoestima, medo, culpa
- Sono – dificuldade de adormecer, acordar mais cedo que o habitual
- Energia – perda de energia, apatia, afastamento

Sugestões

- Mantenha o paciente sob constante reavaliação. Faça um relato dos sintomas ao médico.
- Certifique-se de que ele toma o antidepressivo regularmente, caso prescrito.
- Incentive refeições reduzidas e frequentes, de modo a assegurar uma nutrição adequada.
- Incentive-o a sair da cama e trocar de roupa, mesmo que ele recuse.
- Auxilie-o a trocar de roupa, de modo a garantir uma higiene adequada.
- Demonstre confiança e esperança, uma vez que pode levar algum tempo para que os medicamentos surtam efeito.

ORIENTAÇÕES À FAMÍLIA – 13: CONDUÇÃO DE VEÍCULOS

É importante determinar quando um paciente com doença de Alzheimer ou outras demências deve dirigir. A manutenção da independência torna a condução um ponto sensível. Os problemas de condução ocorrem quando algo inusitado ocorre, como quando uma criança atravessa a rua correndo ou quando há reformas na pista ou desvios.

Os problemas de condução incluem:
- Perder-se
- Tomar decisões erradas
- Conduzir no meio da via ou na contramão
- Conduzir demasiadamente depressa ou com muita lentidão
- Não obedecer aos sinais de trânsito

Sugestões

- Se você se sente desconfortável ou não permitiria que, por exemplo, seu neto andasse com o paciente enquanto ele dirige, comece a agir no sentido de impedi-lo de dirigir.
- Conte com a ajuda do médico para fazer com que a pessoa pare de dirigir.
- Desative o carro, se necessário.
- Propicie-lhe métodos alternativos de transporte.
- Troque ou venda o carro.
- Obtenha uma avaliação formal quanto às condições do familiar com demência para dirigir, caso necessário.

ORIENTAÇÕES À FAMÍLIA – 14: ESTRATIFIÇÃO DE TAREFAS

A estratificação de tarefas envolve simplificar as etapas de uma atividade de vida diária. A estratificação ajuda a superar problemas frustrantes como:
- Dificuldade de recordar as etapas de uma tarefa
- Distrair-se
- Dificuldade de coordenar os movimentos necessários para concluir a tarefa

Sugestões

- Anote todas as etapas da tarefa em questão.
- Observe o paciente enquanto ele tenta completar uma tarefa, a fim de identificar quais etapas lhe são difíceis.

- Elimine as etapas que são frustrantes para o paciente.
- Dê as instruções uma etapa de cada vez.
- Elogie a conclusão de cada etapa.
- Comece a tarefa para o paciente, fazendo com que ele continue, por exemplo, segure a camisa e vista-lhe um dos braços.
- Tente colocar suas mãos sobre as do paciente e guiá-lo durante tarefas como segurar um garfo para comer ou escovar os dentes. Isso se chama orientação mão-sobre-mão.
- Incentive o paciente a participar tanto quanto ele puder, sem frustração, como ao permitir que um paciente misture os ingredientes quando ele não conseguir mais seguir uma receita.
- Reavalie o desempenho da tarefa regularmente. A maioria dos pacientes apresenta mais dificuldade com o tempo, precisando de mais ajuda.

ORIENTAÇÕES À FAMÍLIA – 15: ELABORAR LISTAS

Quando se reconhece a demência no paciente, muitas vezes seus assuntos pessoais já estão em desordem. Os problemas mais comuns são preencher cheques de modo errado, esquecer de pagar as contas, esconder dinheiro e/ou retirar dinheiro do banco várias vezes. Os pacientes podem relutar em permitir que alguém o ajude em tais questões. O primeiro passo é fazer uma lista das obrigações e das posses do paciente.

Sugestões

Inspecione a casa buscando por:
- Todas as faturas e obrigações do paciente
- Talões de cheque
- Localize:
    - Todas as contas bancárias e seus números
    - Certificados de ações e títulos
    - Cartões de seguro e assistência social
    - Diretivas antecipadas
    - Testamento e últimas vontades
    - Certificados de quitação com as forças armadas

- Pensões e outros benefícios de aposentadoria
- Apólices de seguro

Avalie a necessidade de uma procuração ou de um representante para administrar as finanças. Considere o uso de bijuterias para substituição de joias de valor sentimental ou monetário.

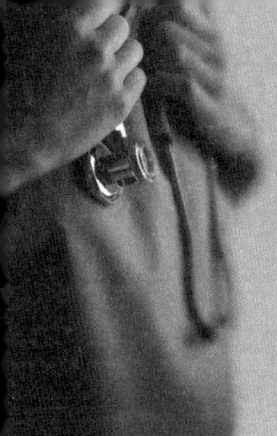

Apêndice B
EXAME DO ESTADO MENTAL

Data: _____

Entrevistador: _____

Nome do residente: _____

Número: _____

Local do exame: _____

Idade do residente: _____

Sexo: Masculino _____ Feminino _____

"Gostaria de lhe fazer algumas perguntas sobre seu raciocínio e seus sentimentos. Tudo bem para você?"

1. Nível de consciência
Hipervigilante? Acordado e alerta? Sonolento? Estuporoso? Comatoso? Flutuante? Estável?

2. Aparência e comportamento
A. Vestimentas (adequadas para a idade e para o clima?)
B. Arrumação
Asseado? Limpo? Barbeado? Maquiado? Unhas limpas?
C. Comportamento motor
(Imóvel? Inquieto? Com tiques? Parece triste? Está choroso?)

_____

_____

3. Fala e linguagem
A. A fala é espontânea?
B. Hesitante?
C. Encontra as palavras com dificuldade?
D. Como é a velocidade da fala (normal, lenta, rápida e sob pressão)?
E. Como é seu ritmo?
F. Como é seu volume (normal, sussurrado, em voz alta)?
Amostra de fala:

---

4. Humor
(Como o paciente descreve seu humor)
"Como está seu estado de espírito ultimamente?" ou "como está seu humor?" ou, ainda, "você está se sentindo feliz/triste?"

(Vitalidade)
"Você se sente com a vitalidade habitual? Como está sua energia?"

(Autoatitude)
"Como você se sente a respeito de si mesmo como pessoa? Às vezes as pessoas sentem como se merecessem ser punidas, que são pessoas más, inúteis. Você se sente desse jeito?"

(Sentimentos de culpa)
"Às vezes, quando as pessoas se sentem para baixo, sentem-se culpadas por isso. Você já se sentiu assim?"

___

___

(Desespero)
"Como é para você imaginar o seu futuro?"

___

___

(Ideações, planos de suicídio)
"Você aproveita a vida? Sua vida é valiosa? Você já desejou não estar mais vivo? Você já pensou em terminar com a sua vida? Se sim, como você pensou em fazer isso?"

___

___

5. *Delírios*
"Como as pessoas o tratam aqui?"

___

___

"Você acha que alguém está tentando prejudicá-lo."

___

___

"As pessoas estão levando suas coisas?"

___

___

"Há alguém envenenando sua comida ou seus remédios?"

_____

_____

"Você tem alguma outra preocupação?"

_____

_____

6. *Alucinações*
"Sua mente prega peças em você? Você tem visões? Ouve vozes? Se sim, o que dizem essas vozes?"

_____

_____

7. *Pensamentos obsessivos, compulsões*
"Você tem pensamentos que não consegue tirar da cabeça? Sente-se obrigado a fazer determinadas coisas, como verificar se a porta está trancada?"

_____

_____

8. *Cognição*
O escore do exame de estado mental foi de _____ pontos. Ele/ela perdeu:

_____

_____

A pontuação SIR foi: _____

Índice

Os números de páginas seguidos de *f* indicam figuras, *t* indicam tabelas e os números de páginas seguidos de *q* indicam quadros.

A

Abilify (aripiprazol), 149*t*

acatisia, 47*q*, 48-9

acidente vascular encefálico. *Ver* demência vascular

ácido valproico (Depakote), 155*t*

afasia, 14*q*, 5*t*, 67, 92, 160*t*
  lidando com, 67
  pacientes com, 67

agnosia, 14*q*, 15*t*, 68-9, 92, 160*t*
  lidando com, 68-9
  pacientes com, 68-9

agranulocitose, 150-2

agressivo, manejo de problemas de comportamento, 102-5
  ideias, 103-4, 103*t*
  informações gerais, 102-3
  pequenas dicas, 103-4, 103*t*
  redução de, 103-5

AIVDs. *Ver* atividades instrumentais da vida diária

alimentação, 76-81
  dicas para, 80*q*
  problemas com
    causas de, 76-7
    em instituições de cuidado prolongado, 77-8
    soluções para, 77-81

alimentação, no fim de vida, 165-7

alucinações, 30-3, 45*q*, 92
  antipsicóticos para, medicamentos, 33*q*, 34*q*
  auditivas, 30-2
  cuidando de pacientes com, 31-2
  definição de, 30-1
  gustativas, 30-2
  ilusões *versus*, 31*q*
  na demência com corpos de Lewy, 16-7
  olfativas, 30-2
  resposta verbal a pacientes com, 32*q*
  táteis, 30-1
  visuais, 30-1

Alzheimer, doença de (DA), 14-5
  demência vascular com, 15-6
  estágios da, 15*t*
  morte por, 14-5
  patologia da, 14
  prognóstico da, 14-5
  quatro A's da, 14*q*
  tratamento da, 140-6
    antagonistas do N-metil-D--aspartato, 144-5
    anti-inflamatórios, medicamentos, 145
    estrogênio, 146
    inibidores da colinesterase, 140-4
    vitamina E, 145

ambiente, adaptação do, 65-6

amnésia, 14*q*, 15*t*, 66-7, 92, 160*t*
  lidando com, 66-7
  pacientes com, 66-7

ansiedade, 123

antagonistas do N-metil-D-aspartato (NMDA), 144-5
  ação dos, 144-5
  dosagem dos, 145
  efeitos colaterais dos, 145
  memantina (Namenda), 144

anticonvulsivantes, medicamentos, 155*t*, 153

antidepressivos, medicamentos, 30*q*, 151-3, 154*t*
  ação dos, 152-3
  bupropiona (Wellbutrin), 152-3, 154*t*
  inibidores da monoaminoxidase, 152-3
  inibidores seletivos da recaptação da serotonina, 152-3, 153
  inibidores da recaptação da serotonina e noradrenalina, 152-3
  trazodona (Desyrel), 152-3, 154*t*
  tricíclicos, 152-3
  mirtazapina (Remeron), 152-3, 154*t*

antipsicóticos, medicamentos, 34*q*, 148-152, 149*t*
  efeitos colaterais dos, 33*q*, 148
  para alucinações, 33*q*, 30*q*
  para delírios, 34*q*

apatia, 35-7
  assistência ao paciente, 35-7
  características, 22*t*
  definição de, 35-6
  prevalência de, 21*t*

apraxia, 14*q*, 15*t*, 67-9, 92, 160*t*
  lidando com, 68-9
  pacientes com, 667-9

Aricept (donepezil), 141, 143*t*

aripiprazol (Abilify),149*t*

atividades
  avaliação das, 108-111
    codificando interesses, 109-110, 111*q*
    entrevista, 108
    habilidade de participação, 110-111
    história pessoal do paciente, 108-9
    planejamento e, 111
  avaliação de, 118
    grupais, 119*f*
    individuais, 120*f*
  benefícios de, 107-8
  boa capacidade funcional, 120-1
  capacidade funcional baixa, 121-2
  capacidade funcional moderada, 121
  categorias de, 112-4
    criativas, 114
    espirituais, 113
    física, 113
    intelectuais, 112-3
    recreativas, 114
    sociais, 113
  escolha de, 111-2, 112*q*
  liderança de, 116-7
    ambientais, 116
    após o término, 117
    documentação de, 118*q*
    durante, 117
    espontâneas, 116
    grupais, 116-7
    Índice de Participação de Cooper Ridge, 118*q*
    individuais, 116
    não supervisionadas, 116
    por enfermeiros, 116
  para problemas comportamentais, 121-3
    de pacientes ansiosos, 123
    de pacientes que realizam movimentos repetitivos, 123
    de pacientes que perambulam, 121-2
    de pacientes que gritam, 121-2
  planejamento de, 114-6
    em instituições de longa permanência, 115*q*
    em ambiente hospitalar, 115*q*
    recursos para, 114, 116

atividades da vida diária (AVDs), 48-50, 49*q*
  administração de medicamentos, 83-5

alimentação, 79-81
banho, 74-7
constipação, 83-4
continência, 82-4
cuidados com úlceras, 84-5
deambulação, 80-3
dicas para, 71b
evitando conflitos, 73q
orientações gerais, 72
planejamento de, 72f
retirada de sangue, 84-5
sinais vitais, 84-5
vestir-se, 72-5

atividades instrumentais da vida diária (AIVDs), 48-50, 49q

ativo, participação como observador, 110

auditivas, alucinações, 30-2

avaliação cognitiva, 42-7
avaliação padronizada, 42-3
exame do estado mental, 42-3, 42f
Miniexame do Estado Mental, 36f, 42-3

avaliação funcional, 48-51
atividades da vida diária, 48-50, 49q
atividades instrumentais da vida
declínio das habilidades, progressão do, 49-51, 50f
diária, 48-50, 49q

avaliação neurológica, 46-49
acatisia, 47q, 48-9
distonia, 47q, 48-9, 43q
marcha, 47-8, 47q
observações em repouso, 47-8
tônus, 47-8, 47q
tremores, 47-8, 47q

avaliação psiquiátrica, 50-1, 51t

AVDs. *Ver* atividades da vida diária

B

banho, problemas com, 74-7
causas de, 75-6
dicas para, 77q
soluções para, 75-7

bexiga, cuidados ao fim da vida, 167-8

bupropiona (Wellbutrin), 152-3, 154t

C

carbamazepina (Tegretol), 155t

carbonato de lítio, 155t

cardiopulmonar (RCP) ao fim da vida, reanimação, 163

CATIE-AD. *Ver* Clinical Antipsychotic Trials of Intervention and Effectiveness-Alzheimer Disease

Celexa (citalopram), 154t

cérebro
acometimento das funções na doença, 12t
funções normais do, 12t
lobos do, 11, 11f, 12t

Cheyne-Stokes, padrão respiratório de, 171

cinco desejos, 162

citalopram (Celexa), 154t

Clinical Antipsychotic Trials of Intervention and Effectiveness-Alzheimer Disease (CATIE-AD), 150-1

clozapina (Clozaril), 149t

Cognex (tacrina), 141

cognição, 41q, 45-7

consciência normal, 12-3

constipação, 83-4, 167-8

continência, 183-5
aumento, 183-5

convulsões, ao fim da vida, 169-170

Cooper Ridge, Índice de participação de, 118q

CPK. *Ver* creatinina fosfoquinase

creatinina fosfoquinase (CPK), 150-1

Creutzfeldt-Jakob, Síndrome de (SCJ), 154t

criativas, atividades, 19t

cuidado, prestação, 55-63, 57q
  comunicação e, 58-63
    dicas de, 62q
    dificuldades, 58-61
    linguagem corporal, 60-1
    melhorando a, 60-1
    mentir e, 61, 63
    paciente, dirigindo-se ao, 62q
    paciente, prioridade ao, 63
    palavras-chave, 60-1
    técnica do espelho, 61q
  cuidadores principais, 125-6
    ajudando os, 128-138
    apoio emocional aos, 135-8
    coletando informações dos, 126-8
    compreendendo os, 126-8, 127f
    desafios particulares, 126-7
    entrevistando os, 128
    identificação de recursos, 134-5
    informando os, 129-132
    promover orientações aos, 131-5
  divisão das tarefas em etapas, 64-5
  elogio/encorajamento, 64-5
  empatia e, 57-8
  flexibilidade e, 58-9
  incentivar habilidades, 64-5
  paciente, compreendendo o, 57-9
  paciente, história do, 56-8, 57q, 57q
  perda da capacidade funcional e, 64-5
  períodos de recaída, 64-5
  quatro A's e, 65-9
    afasia, 67
    agnosia, 68-9
    amnésia, 66-7
    apraxia, 67-9
  reconhecer deficiências, 64-5

cuidados *hospice*, 162

cuidados paliativos, 162

Cymbalta (duloxetina), 154t

D

DA. *Ver* Alzheimer (DA), doença de

DCL. *Ver* demência com corpos de Lewy

deambulação, 80-3
  avaliação de quedas e protocolos de causas de, 81-2
    incapacidade de, 81q
    prevenção, 81-3
    problemas com, 81-2
    soluções para, 81-2
  marcha festinante, 81q
  marcha atáxica, cerebelar, 81q

declínio, 12-3

delírio, 33-5, 45q, 92
  apoio a pacientes com, 35q
  características do, 22t
  cuidando de pacientes com, 33-4
  definição de, 33
  ideias falsas no, 33-4
  medicamentos antipsicóticos para, 35q
  prevalência de, 21t

delirium, 23-9
  características do, 22t, 24-5, 24t
  causas do, 24-5
  cuidando de pacientes com, 24-8
  definição de, 23
  demência *versus*, 24q, 24t
  estado de consciência no, 23, 24f
  importância do, 25-9
  mitos/verdades no, 28-9
  prevalência de, 21t
  riscos no 24q
  vitória do corpo, 28q

demência
  anticonvulsivantes para,
  antidepressivos para, medicamentos, 151-3, 154t
    ação, 152-3

bupropiona (Wellbutrin), 152-3, 154*t*
inibidores da monoaminoxidase, 152-3
inibidores seletivos da recaptação da serotonina, 152-3, 153
inibidores da recaptação da serotonina e noradrenalina, 152-3
mirtazapina (Remeron), 152-3, 154*t*
trazodona (Desyrel), 152-3, 154*t*
tricíclicos, 152-3
antipsicóticos para, medicamentos, 148-152, 149*t*
efeitos colaterais dos, 148
avaliação da
cognitiva, 42-47
considerações especiais na, 41
domínios da, 40-2, 41*f*
estado mental, 42-7
frequência da, 51-2
funcional, 48-51
importância da, 39
neurológica, 46-9
plano global da, 50-2
psiquiátrica, 45, 51*t*
causas de, 12-8, 14*f*, 19*t*–19*t*
Alzheimer, doença de, 14-5
Creutzfeldt-Jakob, síndrome de, 19*t*
demência com corpos de Lewy, 16-8
demência vascular, 14-7
doença de Parkinson, 19*t*
esclerose múltipla, 19*t*
frontotemporal, 17-8
hidrocefalia de pressão normal, 19*t*
Huntington, doença de, 19*t*
vírus da imunodeficiência humana, 19*t*
complicações da, 21-37, 23*f*, 40*f*
alucinações, 30-3
apatia, 35-7
características das, 22*t*
curso das, 23*f*
delirium, 23-9

delírios, 33-5
depressão, 28-31
mania, 35-9
prevalência de, 21*t*
condições semelhantes, 17-9
corpos de Lewy, 16-8
definição de, 9, 11, 12-3
acometimento global, 12-3
consciência normal, 12-3
declínio, 12-3
gravidade, 12-3
diagnóstico de, 18-20
estabilizadores do humor para, 155*t*, 153
episódios que amplificam a, 126*q*
frontotemporal, 17-8
incidência de, 9-10
medicamentos, 155*t*, 153
mista, 15-6
sem complicações, curso da, 23*f*, 40*f*
sistema de saúde, 9-10
vascular, 14-7
Alzheimer, com doença de, 15-6
causas de, 14-5
morte por, 15-7
prognóstico de, 15-7
sintomas de, 15-6
tratamento de, 140-1
demência com corpos de Lewy, 16-7
características, 16-7
estágios da, 16-8
avançada, 16-7
inicial, 16-7
intermediária, 16-8
levodopa, 16-7
morte por, 17-8
tratamento da, 17-8, 140-1
demência frontotemporal (DFT), 17-8
características da, 17-8
demência vascular (DV), 14-7
Alzheimer, com doença de, 15-6
causas de, 14-5
morte por, 15-7
prognóstico de, 15-7
sintomas da, 15-6
tratamento da, 140-1

dentes, higiene oral e, 168-9

Depakote (ácido valproico), 155*t*

dependente, participação, 110

depressão, 28-31, 30*q*, 45*q*, 92
 características de, 22*t*, 28-9, 29-30
 causas de, 26*t*
 cuidando de pacientes com, 29-30
 definição de, 28-9
 prevalência de, 21*t*
 tratamento com eletroconvulsoterapia, 30*q*

desipramina (Norpramin), 152-3

Desyrel (trazodona), 152-3, 154*t*

DFT. *Ver* demência frontotemporal

dignidade no fim da vida, manutenção da, 168-170

diretiva antecipada, 161-2

dirigir, 133, 133*q*

distonia, 47*q*, 48-9, 49*q*

donepezil (Aricept), 141, 143*t*

dor ao fim da vida, manejo da, 164-6

duloxetina (Cymbalta), 154*t*

DV. *Ver* demência vascular

E

ECT. *Ver* eletroconvulsoterapia, tratamento

EEM. *Ver* Exame do Estado Mental

Effexor (venlafaxina), 154*t*

eletroconvulsoterapia, tratamento, 30*q*

elevação da, 114

EM. *Ver* esclerose múltipla.

escitalopram (Lexapro), 154*t*

esclerose múltipla, 19*t*

espiritualidade
 ao fim da vida, 169-170
 atividades de, 113

estado mental
 avaliação do, 41-7
 mudanças no, 147*q*

estratégia 5-D, 95-100, 96*f*
 decodifique-o, 97-8
  abordagem do cuidador, 98
  cognição, 97-8
  doenças somáticas, 98
  impacto do ambiente, 98
  transtornos psiquiátricos, 98
 dê início a sua aplicação, aplique-o, 99-100
  acompanhe o plano de tratamento, 99-100
  função de enfermeiro-líder, 99-100
  turnos irregulares, 99-100
 descreva-o, 96-8
  descrições inúteis, 97-8
  descrições úteis, 96-7, 97*q*
 desenvolva um plano de tratamento, 98-100
 determine se o plano funciona, 100
 ilustração da, 100-3
  decodificando o comportamento, 100-2
  dê início a sua aplicação, 102-3
  descrevendo o comportamento, 100
  desenvolvendo o tratamento, 101-2
  determinando se o plano funciona, 102-3
  problema de comportamento, 100

estrogênio, para a doença de Alzheimer, 146

Exame do Estado Mental (EEM), 42-7, 42*f*
 aparência/comportamento, 38
 cognição, 45-7
 fala/linguagem, 45-6
 humor, 44-5
 nível de consciência no, 43-4

observação do comportamento, 44q
orientações para, 42-3
percepções/crenças, 45-6

Exelon (rivastigmina), 141, 143t

extrapiramidais, sintomas (SEP), 148

F

fala/linguagem, 45-6

familiares, fim da vida e, 171

FDV. *Ver* fim da vida

febre no fim da vida, tratamento para, 163-4

filha da Califórnia, síndrome da, 171

fim da vida (FDV)
  afasia, 160t
  agnosia, 160t
  alimentação enteral, 163-4
  amnésia, 160t
  após, 171-2
  apraxia, 160t
  características clínicas do, 159-60
  cuidados *hospice*, 162
  cuidados paliativos, 162
  diretivas antecipadas, 161-2
  discussão de, 163
  familiares e, 171
  foco de atenção, 164-170
    alimentação, 165-7
    bexiga, cuidados com a, 167-8
    convulsões, 169-170
    dignidade, manutenção da, 168-170
    espiritualidade, 169-170
    higiene oral, 167-9
    intestino, cuidados com o, 167-8
    manejo da dor, 164-6
    pele, cuidados com a, 166-8
  hidratação artificial, 164-5
  hospitalização e, 163-4
  objetivos dos cuidados no, 163
  preditores de, 160-1, 160t
  processo de morte, 161
  reanimação cardiopulmonar e, 163
  taxa de progressão, 160
  tratamento da febre, 163-4

física, atividade, 113

fluoxetina (Prozac), 154t

frontal, funções do lobo, 12t

G

gabapentina (Neurontin), 155t

galantamina (Razadyne), 141, 143t

Geodon (ziprasidona), 149t

gravidade, 12-3

grita, paciente que, 121-2

gustativas, alucinações, 30-2

H

haloperidol (Haldol), 149t

hidrocefalia de pressão normal (HPN), 19t

higiene oral, ao fim da vida, 167-9

HIV. *Ver* vírus da imunodeficiência humana

HPN. *Ver* hidrocefalia de pressão normal

humor, 44-5
  estabilizadores do, 150t, 153

Huntington, doença de, 19t

I

identificação, pulseiras de, 133-4

ilusões, 45q

IMAOs. *Ver* inibidores da monoaminoxidase

imobilidade, cuidados com a pele e, 167-8

independente, participação, 110

inibidor seletivo da recaptação da serotonina (ISRS), 152-3

inibidores da colinesterase, 140-4
  ação, 140-1
  avaliação da resposta clínica, 141-2
  comparação dos, 141, 143*t*
  donepezil (Aricept), 141, 143*t*
  efeitos colaterais dos, 141, 141-2, 144
  eficácia dos, 141
  galantamina (Razadyne), 141, 143*t*
  propriedades farmacológicas, comparação, 141-4
  rivastigmina (Exelon), 141, 143*t*
  tacrina (Cognex), 141
  titulação dos, 141-2

inibidores da monoaminoxidase (IMAOs), 152-3

inibidores seletivos da recaptação de serotonina e noradrenalina (ISRSNs), 152-3

intelectuais, atividades, 112-3

intestino, cuidados ao fim da vida, 167-8

IRSNs. *Ver* inibidores da recaptação de serotonina e noradrenalina

ISRS. *Ver* inibidores seletivos da recaptação da serotonina

L

laceração da pele, 166-8

lamotrigina (Lamictal), 155*t*

Levodopa, para demência com corpos de Lewy, 16-7

Lexapro (escitalopram), 154*t*

M

mania, 34-6, 92
  características da, 22*t*, 34-6
  cuidando de pacientes com, 35-6
  definição de, 34-5
  prevalência de, 21*t*

marcha, 47-8, 47*q*. *Ver* também deambulação

Marplan, 152-3

medicamentos
  administrando, 83-5
  anticonvulsivantes, 155*t*, 153
  antidepressivos, 151-3, 154*t*
    ação dos, 152-3
  antipsicóticos, 148-152, 149*t*
    efeitos colaterais dos, 148
    para delírios, 34*q*
    para alucinações, 33*q*, 34*q*
  estabilizadores do humor, 155*t*, 153

MEEM. *Ver* Miniexame do Estado Mental

memantina (Namenda), 144

Miniexame do Estado Mental (MEEM), 42*f*, 42-3
  aplicação do, 46-7
  aplicação do, respostas durante a, 47*q*

mirtazapina (Remeron), 152-3, 154*t*

morte
  Alzheimer e, doença de, 14-5
  demência com corpos de Lewy e, 17-8
  demência vascular e, 15-7
  preditores de, 160-1, 156*t*
  processo de, 161

movimentos repetitivos, 123

N

Namenda (memantina), 144

Nardil, 152-3

neuroléptica maligna, síndrome, 148-151

Neurontin (gabapentina), 155*t*

neuropsiquiátricos, sintomas
    medicamentos para, 149*t*
        anticonvulsivantes, 155, 153*t*
        antidepressivos, 151-3, 154*t*
        antipsicóticos, 148-152, 149*t*
        estabilizadores do humor, 155, 153*t*
    tratamento farmacológico de, 146-153

nível de consciência no exame do estado mental, 43-4

NMDA. *Ver* antagonistas do N-metil-D-aspartato

Norpramin (desipramina), 152-3

nortriptilina (Pamelor) 152-3, 154*t*

O

occipital, funções do lobo, 12*t*

olanzapina (Zyprexa), 149*t*

olfativas, alucinações, 30-2

ONR. *Ver* ordem para não reanimar (ONR)

ordem para não reanimar (ONR), 163

P

Pamelor (nortriptilina), 152-3, 154*t*

parietal, funções do lobo, 12*t*

Parkinson, doença de, 19*t*

Parnate, 152-3

paroxetina (Paxil), 154*t*

participação
    dependente, 110
    independente, 110
    observador ativo, 110
    observador passivo, 110
    passivo não perceptivo, 111
    recusador, 111

Paxil (paroxetina), 154*t*

PDGRS. *Ver* Psychogeriatric Dependency Rating Scale

pele ao fim da vida, cuidados com a, 166-8

perambula, paciente que, 121-2

percepções/crenças, 45-6

Predictors Study, The, 160

prejuízo global, 12-3

principais, cuidadores
    apoio emocional para, 135-8
        cuidados de saúde mental e, 136-8, 137*t*
        descanso e, 135-7
        dividindo responsabilidades, 131-5
        planejamento familiar e, 137-8
    identificação de recursos, 134-5, 135*t*
    informando os, 129-132
        alterações cerebrais e, 129, 129*q*
        equipe familiar de atendimento e, estágio da doença e130-1, 131*t*
        129-131
        explicação da demência e, 130*q*
        instruções e, 131-2
        orientações para, 129
        recursos para, 130*q*
        tipos de demência e, 129-130
    orientação para, 131-5
        condução e, 133, 134*q*
        delegando responsabilidades, 131-2
        pulseiras de identificação, 133-4
        orientação jurídica e, 131-3
        segurança dos documentos, 133-4
        segurança domiciliar, 133-5
        sensação de controle e, 134-5, 135*t*
        testamentos em vida, 133

problemas de comportamento, 87-105
    agressividade, 102-5
        ideias, 103-4, 103*t*

informações gerais, 102-3
pequenas dicas, 103-4, 103t
redução da, 103-5
chaves para, 88f
cinco domínios dos, 90-6, 91f
  abordagem do cuidador, 95-6
  disfunção cognitiva, 92
  doenças somáticas, 94
  impacto do ambiente, 94
  transtornos psiquiátricos, 93
comunicação do paciente e, 90f
estratégia 5-D para, 95-100, 96f
  decodifique-o, 97-8
  dê início a sua aplicação, 99-100
  descreva-o, 96-8
  desenvolva um plano de tratamento, 98-100
  determine se ele funciona, 100
  ilustração da, 100-3
fatores de risco para, 90-6
mitos e, 89-91
origens dos, 90-6
prevenção dos, 95-100
queixas frequentes, 88-9, 89q
realidades e, 89-91
sexual, 104-5
  análise dos, 104-5
  interpretações equivocadas do paciente, 104-5
  respostas adequadas, 105
significado de, 88-9
tratamento farmacológico dos, 146-153, 149t
  anticonvulsivantes, 155, 155t
  antidepressivos, 151-5, 154t
  antipsicóticos, 148-152, 149t
  estabilizadores do humor, 155, 155t

Procuração Permanente de Cuidados de Saúde, 161-2, 163

Prozac (fluoxetina), 154t

Psychogeriatric Dependency Rating Scale (PDRS), 50-1

pulseira de identificação, 133-4

Q

Quatro A's, cuidados e, 65-9

Quatro Partes, Modelo de Tratamento de, 53-6
  apoio ao cuidador, 55-6
    apoio ao paciente, 53-5
    atividades motivadoras, 55
    encaminhamento para serviços de saúde da comunidade, 55-6
    garantir segurança, 53-4
    hidratação, 55
    informar os familiares, 55
    informar os pacientes, 55
    nutrição, 55
    orientação nas tomadas de decisão, 55-6
    saúde física, atenção à, 53-5
    tratamento da doença, 53
  tratamento dos sintomas, 53-4
    declínio funcional, 53-4
    problemas comportamentais, 53-4
    problemas psiquiátricos, 53-4
    prejuízos cognitivos, 53-4

quetiapina (Seroquel), 141, 143t

R

Razadyne (galantamina), 141, 143t

RCP. *Ver* reanimação cardiopulmonar

recreativas, atividades, 114

recursos da comunidade, para cuidadores, 134-5, 135t

Remeron (mirtazapina), 152-3, 154t

risperidona (Risperdal), 149t

rivastigmina (Exelon), 141, 143t

S

sangue, retirada de, 84-5

SCJ. *Ver* Creutzfeldt-Jakob, Síndrome de

segurança domiciliar, 134-6

SEP. *Ver* extrapiramidais, sintomas

Seroquel (quetiapina), 149*t*

sertralina (Zoloft), 154*t*

Severe Impairment Rating Scale (SIRS), 45-7

sexuais, manejo de problemas de comportamento, 104-5
    análise dos, 104-5
    interpretações equivocadas do paciente, 104-5
    respondendo adequadamente ao, 105

sinais vitais, 84-5

SIRS. *Ver* Severe Impairment Rating Scale (SIRS)

sistema de saúde, impacto da demência no, 9-10

sociais, atividades, 113

T

tacrina (Cognex), 141

táteis, alucinações, 30-1

Tegretol (carbamazepina), 155*t*

temporal, funções do lobo, 12*t*

testamento em vida, 133, 161-2

tônus, 47-8, 47*q*

tratamento da, 140-1

trazodona (Desyrel), 152-3, 154*t*

tremor intencional, 47-8

tremores, 47-8, 47*q*

tremores de repouso, 47-8

tricíclicos, antidepressivos, 152-3

U

úlceras, cuidados com, 84-5

úlceras, cuidados com a pele e, 167-8

urinário, infecções do trato, 167-8

V

venlafaxina (Efexor), 154*t*

vestir-se, 72-5
    dicas para, 75*q*
    problemas ao
        causas de, 72-4
        soluções para, 73-4

vírus da imunodeficiência humana (HIV), 19*t*

visuais, alucinações, 30-1

vitamina E, para a doença de Alzheimer, 145

W

Wellbutrin (bupropiona), 152-3, 154*t*

Z

ziprasidona (Geodon), 149*t*

Zoloft (sertralina), 154*t*

Zyprexa (olanzapina), 149*t*